# TOPOGRAPHIE

# ET STATISTIQUE

## MÉDICALES

### DE LA VILLE ET DE LA COMMUNE D'AUTUN,

PAR

### E.-M. Guyton

Docteur en Médecine, Vice-Président du Conseil

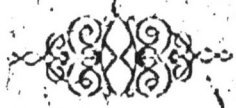

## AUTUN

IMPRIMÉ PAR M. DEJUSSIEU ET L. VILLEDEY

1852.

# CONSEIL

## D'HYGIÈNE PUBLIQUE ET DE SALUBRITÉ

### DE L'ARRONDISSEMENT D'AUTUN.

# TOPOGRAPHIE
# ET STATISTIQUE

## MÉDICALES

### DE LA VILLE ET DE LA COMMUNE D'AUTUN,

PAR

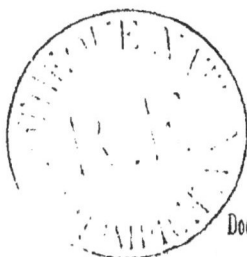

## L.-M. Guyton

Docteur en Médecine, Vice-Président du Conseil.

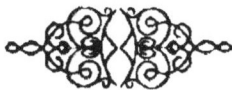

## AUTUN

IMPRIMÉ PAR M.d DEJUSSIEU ET L. VILLEDEY

## 1852.

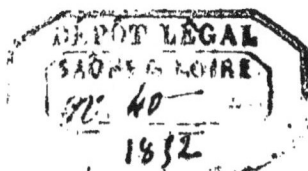

Ce livre de topographie et de statistique médicales, dont le Conseil d'hygiène d'Autun a cru devoir voter l'impression, sera jugé, nous en avons la confiance, d'une incontestable utilité par tous ceux qui s'occupent des questions relatives à la santé publique. Aussi, nous contenterons-nous de signaler l'opportunité de cette publication. A cet effet, il suffit de rappeler que le décret du 18 décembre 1848, concernant l'institution des conseils d'hygiène publique et de salubrité, contient un article dont voici la teneur :

« Art. 10. Les conseils d'hygiène d'arrondissement réuni-
» ront et coordonneront les documents relatifs à la mortalité
» et à ses causes, à la topographie et à la statistique de
» l'arrondissement, en ce qui touche la santé publique.

» Ils adresseront régulièrement ces pièces au préfet qui
» en transmettra une copie au ministre de l'agriculture et
» du commerce. »

De plus, le Conseil d'hygiène d'Autun reçut, le 21 août 1851, de M. le ministre de l'agriculture et du commerce, une instruction émanant du *Comité consultatif d'hygiène de Paris,* relative à l'exécution des prescriptions de l'article 10 dudit décret d'institution. M. le préfet de Saône-et-Loire y joignit de pressantes recommandations.

Alors, le Conseil d'Autun chargea du travail désiré son Vice-Président, qu'une pratique médicale de quarante-six années dans sa ville natale, à l'administration de laquelle il avait pris part pendant dix-huit ans, recommandait à son choix. M. le docteur Guyton accepta, croyant d'abord ne rédiger que des notes pour le *Conseil central d'hygiène de Mâcon;* mais, après les lectures qui eurent lieu à l'hôtel de la Sous-Préfecture, dans les séances du 28 avril et du 12 mai 1852, il fut décidé :

Qu'une commission, composée de MM. de Fontenay, le comte Joseph de Mac-Mahon et le docteur Valat, aviserait aux voies et moyens pour faire imprimer, sous le patronage du Conseil, la *Topographie et Statistique médicales de la ville et de la commune d'Autun.*

Cette commission, pénétrée de l'importance de la mission qui lui était confiée, n'a rien négligé pour l'accomplir. Aujourd'hui elle livre au public l'œuvre d'un homme qu'elle aime et estime, mais dont il ne lui appartient pas de faire l'éloge.

On le jugera dans le discours suivant où il s'est peint lui-même.

*Le secrétaire du Conseil,*

VALAT, d. m. P.

# DISCOURS SUR LES DEVOIRS DU MÉDECIN

PRONONCÉ

AU CONSEIL D'HYGIÈNE, DANS LA SÉANCE DU 13 MARS 1850,

## PAR M. LE DOCTEUR GUYTON.

En présence des maîtres de cette école, de
mes chers condisciples et devant l'effigie d'Hippocrate, je promets et je jure, au nom de l'Être
suprême, d'être fidèle aux lois de l'honneur et
de la probité dans l'exercice de la médecine.
Je donnerai mes soins gratuits à l'indigent et
n'exigerai jamais un salaire au-dessus de mon
travail. Admis dans l'intérieur des maisons, mes
yeux ne verront pas ce qui s'y passe ; ma langue taira les secrets qui me seront confiés ; et
mon état ne servira pas à corrompre les mœurs,
ni à favoriser le crime. Respectueux et reconnaissant envers mes maîtres, je rendrai à leurs
enfants l'instruction que j'ai reçue de leurs pères.

Que les hommes m'accordent leur estime si je
suis fidèle à mes promesses ! Que je sois couvert
d'opprobre et méprisé de mes confrères, si j'y
manque !

(SERMENT D'HIPPOCRATE.)

MESSIEURS,

En choisissant pour épigraphe le serment d'Hippocrate,
cet éloquent résumé de toutes les qualités que doit posséder
le médecin qui veut honorer sa profession, je vous indique
suffisamment mon intention. Je veux vous parler aujour-

d'hui de l'engagement solennel que nous avons contracté
en recevant le bonnet de docteur et vous rappeler en peu
de mots nos devoirs envers Dieu, envers la société et envers
nos confrères.

Nos devoirs envers Dieu ! ce précepte, je le sais, paraîtra
un paradoxe à ces esprits sceptiques, trop communs de nos
jours, qui regardent la religion, non comme étant d'institution divine, mais comme un code de morale à l'usage des
peuples civilisés. Suivant eux, les principes religieux ne sont
point nécessaires au médecin. Il importe uniquement, pour
qu'il paie sa dette à la société, qu'il possède des connaissances suffisantes et qu'il fasse preuve de zèle et de dévouement.

Je n'ignore pas plus qu'eux qu'il suffit, pour faire un bon
praticien, d'être doué d'un tact exquis, d'un jugement
sain et d'avoir fécondé ces dons de la nature par des études
approfondies et par une longue expérience ! Mais est-ce à
cela, messieurs, que nous devons borner notre ambition ?
Nous conténterons-nous d'être de simples guérisseurs ? Dans
l'homme, créé à l'image de Dieu, ne considèrerons-nous que
l'enveloppe matérielle ? Laisserons-nous au ministre de la
religion, à lui seul, le soin de sonder les plaies de l'âme
comme nous sondons celles du corps, d'y verser un baume
consolateur, de rappeler la confiance dans un esprit abattu,
de ranimer des forces défaillantes, de faire renaître un
espoir qui s'éteignait, de tarir les larmes ou enfin d'inspirer
une pieuse résignation en offrant pour compensation de
maux passagers un bonheur éternel ?

Non, messieurs, nous avons aussi cette noble mission à
remplir ! Mais, comment y parviendrons-nous ? Où trouve-
rons-nous un langage persuasif si nous ne sommes convaincus nous-mêmes de cette sainte vérité, qu'il existe une autre
vie où il nous sera tenu compte des afflictions subies ici-bas?

Admis dans l'intérieur des familles, nos yeux ne doivent rien voir de ce qui s'y passe et notre bouche doit taire ce qui s'y dit. Confidents des pensées de nos clients, témoins des évènements heureux ou malheureux qui leur arrivent, dépositaires presque inévitables de tous leurs secrets, nous ne devons pas être seulement leurs médecins, nous devons devenir leurs amis et souvent leurs protecteurs. Quel droit aurons-nous à mériter et à obtenir ces titres, si nous ne leur prouvons que nous sommes dignes de leur confiance par une conduite régulière, par un attachement sincère à nos devoirs, par un désintéressement complet, par une abnéga-tion absolue de tout intérêt personnel, par une foi entière dans l'existence d'un Dieu juste qui récompensera nos bonnes actions et punira les mauvaises? La religion qui nous apprend à nous détacher des biens terrestres peut seule créer de si nobles sentiments. Suivons donc ses tou-chantes inspirations ; n'ayons pas honte de notre croyance ; ne la renfermons pas au fond de notre cœur par respect humain ; ne craignons pas de la confesser hautement ; don-nons nous-mêmes le bon exemple et nous en serons payés par la reconnaissance et le dévouement de nos malades et par l'estime de tous les honnêtes gens.

Si nous sommes profondément pénétrés de l'importance de nos devoirs envers Dieu, il ne nous sera pas difficile de tenir la promesse que nous avons faite de ne jamais man-quer à la probité et à l'honneur. Ces deux qualités consti-tuent l'honnête homme et elles sont surtout indispensables au médecin. Aussi, le législateur, faisant la part de la fai-blesse humaine, a voulu venir à notre secours et nous sous-traire aux pièges que pourrait nous tendre la cupidité. Redoutant l'influence qu'un médecin peu délicat acquiert si facilement sur des personnes dont l'intelligence est affaiblie par de longues souffrances ou obscurcie par la

crainte de la mort ; craignant encore plus les écarts d'une
reconnaissance exagérée pour des soins habilement dirigés
et suivis d'un succès momentané, il a voulu qu'un malade ne
pût tester en faveur du médecin qui lui a prodigué les secours de son art dans sa dernière maladie. Cette disposition
de la loi est dictée par des vues pleines de justice et de
sagesse, et heureusement nous pouvons dire, à la louange
du corps médical, qu'on a trouvé bien rarement l'occasion
d'en faire l'application.

Depuis que je pratique, si ma mémoire ne me trompe
pas, les fastes judiciaires ne nous ont signalé, en France,
que deux exemples d'infraction à cette loi, et ces deux cas
ont donné lieu à deux procès mémorables.

Deux médecins avaient épousé des femmes atteintes de
maladies incurables et qu'ils traitaient depuis longues années. L'une d'elles mourut peu de jours après la cérémonie
nuptiale, et elle laissa un testament d'une date toute récente
par lequel elle instituait son mari son légataire universel.
La captation était évidente et le testament fut annulé.

L'autre femme ne succomba que deux ou trois ans après
son mariage ; le testament qui fut produit après sa mort,
et par lequel elle donnait à son mari toute sa fortune, re-
montait à une époque éloignée. Il fut déclaré valable par les
tribunaux. Cette décision favorable sauva la réputation du
médecin, mais les débats n'en dévoilèrent pas moins une
foule de faits scandaleux dont sa considération eut beaucoup
à souffrir.

Mettons cette salutaire leçon à profit, messieurs, et ne
cédons jamais à la tentation d'augmenter notre fortune par
des moyens illicites. Si une occasion de s'enrichir à pareil
prix se présentait à nous, repoussons-la avec courage ; nous
gagnerons plus en bonne renommée que nous n'aurons perdu
en avantages pécuniaires.

S'il est essentiel que notre probité soit à l'abri de tout soupçon, il n'est pas moins important que nous conservions notre honneur parfaitement intact. Ne nous faisons pas illusion, messieurs : l'honneur est pour les médecins plus exigeant que pour les hommes du monde. Il ne suffit pas qu'on n'ait aucun reproche essentiel à nous faire et que nous sachions venger un affront ; il faut aussi que nous ayons une discrétion à toute épreuve. Nous ne devons, sous aucun prétexte, divulguer les révélations qui nous sont faites dans l'exercice de notre profession, même lorsque l'intérêt général semble le commander. N'oublions jamais que nous exerçons un véritable sacerdoce et que si nous en trahissions la sainteté, nous nous couvririons d'opprobre. Le mépris public nous marquerait au front d'un stigmate ineffaçable et le reste de notre vie s'écoulerait péniblement entre la honte et le repentir.

À une époque peu éloignée, la police crut devoir, pour assurer la tranquillité publique fortement compromise, demander à plusieurs médecins et chirurgiens de Paris de déposer des faits à leur connaissance qui leur avaient été confiés par de malheureux blessés transportés dans les hôpitaux. Ces honorables praticiens, comprenant parfaitement leurs devoirs et les exigences de leur profession, ne se laissèrent ni intimider par les menaces, ni séduire par l'espoir de récompenses, et refusèrent de livrer à la justice les documents importants dont ils étaient dépositaires. Les gens de bien de tous les partis applaudirent à leur conduite et l'estime générale les récompensa de leur fermeté.

L'honneur nous impose aussi un dévouement sans bornes à nos concitoyens, dévouement auquel l'âge et les infirmités peuvent seuls mettre d'excusables restrictions. C'est surtout lorsque des maladies épidémiques ou contagieuses

sévissent avec violence ; lorsque le danger devient pressant
et presque inévitable ; lorsque la mort promène sa faux sur
les populations effrayées et les frappe sans distinction d'âge,
de sexe et de condition, que nous devons redoubler de zèle
et nous multiplier, en quelque sorte, pour pouvoir répondre à toutes les demandes et satisfaire à tous les besoins.

Si le choléra, qui a ménagé notre cité l'année dernière,
au lieu d'être vaincu et chassé de nos contrées par l'hiver,
ne faisant que sommeiller, comme on peut le soupçonner,
et reparaissant au printemps prochain plus terrible que
jamais, venait nous envahir ! aucun de nous, j'en suis convaincu, ne déserterait le poste du danger et de l'honneur,
et nous serions tous prêts à faire à nos concitoyens l'aban-
don de notre vie. Proclamons le hautement ! Tout ce que
nous possédons de force, de science, d'intelligence, est acquis de droit à notre pays, et quels que soient les sacrifices
qu'il peut réclamer de nous, nous devons être prêts à les
faire. Nous lui appartenons corps et biens, et nos intérêts
personnels, nos affections de famille ne peuvent entrer en
balance avec l'intérêt général.

*Tout pour la France !* Cette devise doit être gravée dans
nos cœurs, et dans la pratique civile, comme dans la pratique militaire, nous ne pouvons y déroger sans blâme. La
fortune, les places lucratives, les honneurs offerts pour prix
d'une lâcheté, pourraient flatter notre amour-propre, mais
n'effaceraient pas notre ignominie. Ayons toujours sous les
yeux, mes chers confrères, la noble conduite du divin vieil-
lard de Cos, qui refusa avec indignation les présents qu'Ar-
taxercès lui faisait offrir pour qu'il trahît sa patrie et qu'il
portât chez un peuple ennemi les trésors de son savoir et
de son expérience.

L'exercice de la médecine est un état de privation et
d'abnégation continuelles. Le médecin doit renoncer, quand

son devoir l'appelle près des malades, à tout plaisir, à tout
délassement, à tout repos. Ni la fatigue, ni l'heure avancée
du jour, ni la saison, ni l'éloignement, ni les affaires particulières ne doivent le retenir. Esclave de sa profession, il
ne peut disposer de son temps ; il n'a plus de volonté, et s'il
supplée par son zèle et par son assiduité au lit du malade
à ce qui lui manque du côté de la science et de l'expérience, fort de sa conscience, il peut en cas d'insuccès
braver l'injustice et mépriser un blâme qu'il sait être im-
mérité.

Je juge inutile d'entrer dans de longs détails pour prouver que la tempérance est indispensable au médecin qui
se respecte. En effet, est-ce au. sortir d'une orgie et lorsque les fumées du vin ont troublé sa raison qu'un médecin
peut déterminer quelle est la nature d'une maladie, en
découvrir la cause essentielle, en apprécier la gravité, en
calculer la marche, en reconnaître les différentes com-
plications et en prévoir l'issue ; lorsque chacun sait que
pour porter un diagnostic et un pronostic certain, nous
avons besoin de toute notre perspicacité, de nous défier
de toute idée préconçue et de faire appel à nos souvenirs
et à notre expérience ? Comment pourra-t-il isoler par l'a-
nalyse la maladie principale des épiphénomènes plus ou
moins graves qui viennent la masquer et en modifier les
signes caractéristiques, s'il manque de netteté dans les
idées, si son jugement est faussé et s'il n'a pas la faculté de
comparer et de raisonner sainement ? Un médecin qui
s'enivre et qui, dans cette position, n'a pas la sagesse de
s'abstenir, n'est plus simplement un homme qui se dégrade ;
il devient responsable de la vie de ses clients qu'il compromet, et en cas de mort, la loi le poursuit à juste titre et
elle a le droit de le condamner comme homicide par imprudence.

Il est surtout une vertu que nous devons pratiquer plus que tout autre homme : c'est le pardon des injures. Quelque tort qu'on ait eu à notre égard, quelque mal qu'on ait pu ou qu'on ait voulu nous faire, dès que le coupable est souffrant et réclame notre secours, nous devons tout oublier et ne plus voir en lui qu'un client ordinaire qui a droit à notre bienveillance. La démarche qu'il fait et dont la pensée a dû longtemps révolter son amour-propre, prouve qu'il rend justice à notre caractère, et cet hommage à notre délicatesse nous venge suffisamment. A plus forte raison, devons-nous nous conduire avec générosité si nous n'avons à reprocher qu'un manque de bons procédés, quelque atteinte à la confiance que nous croyions mériter, un simple oubli des convenances.

Il est une autre obligation que nous avons à remplir envers la société, qui est d'une haute importance et ne doit pas être négligée. Je veux parler de la décence et de la réserve que nous devons observer dans nos relations avec nos malades et plus particulièrement avec les personnes du sexe. Ayons soin d'éviter dans les différentes questions que nous leur adressons, dans les investigations, dans les recherches plus ou moins pénibles auxquelles nous sommes forcés de les soumettre pour nous assurer de leur état, de rien dire et de rien faire qui puisse alarmer ou révolter leur pudeur. Servons-nous, s'il le faut, de périphrases : voilons ce que nos paroles peuvent avoir de trop désobligeant et de trop cru pour des oreilles chastes ; gardons-nous, par des demandes maladroites ou indiscrètes, d'éveiller une imagination restée vierge jusque-là ; en un mot, ne nous départons jamais, à leur égard, des principes de prudence et de modestie qui doivent régler notre conduite, afin que notre présence ne leur inspire aucune répugnance et ne les fasse pas rougir.

Nos fonctions de médecins experts nous imposent d'autres

obligations du plus grand intérêt. Appelés quelquefois par l'autorité judiciaire à nous prononcer sur l'état civil ou moral de certains individus, d'où dépend souvent leur fortune, le rang qu'ils doivent occuper dans le monde, ou même la triste nécessité de les séquestrer de la société ; désignés plus fréquemment pour constater l'existence des faits que la loi qualifie crimes ou délits et qu'elle poursuit comme tels, nous devons apporter à la rédaction de nos rapports la plus minutieuse exactitude et la plus scrupuleuse attention. Aucun fait essentiel, aucun document intéressant ne doivent être négligés ; c'est de leur réunion, de leur concordance bien établie que nous devons tirer toutes nos inductions. Ne concluons jamais à la légère, car il s'agit souvent de la vie d'un homme. Si notre conviction n'est pas faite, émettons loyalement nos doutes et abstenons-nous de prononcer. Il est des points en médecine légale qui sont controversés, et un homme prudent ne doit pas trancher des questions que la science laisse encore indécises.

Si le médecin expert doit à l'accusé la garantie d'une sage réserve et d'un esprit libre de toute prévention, il doit aussi à la société celle d'une stricte et religieuse impartialité. Il ne peut soustraire par un mensonge un coupable à la peine qu'il a justement méritée sans s'associer, pour ainsi dire, à son crime. Il ne lui est pas permis de prendre en considération les bons antécédents du prévenu, sa position sociale, les circonstances atténuantes qui militent en sa faveur ; il doit les abandonner à l'appréciation des jurés. Il n'est pas libre de se livrer à des sentiments de bienveillance et de philanthropie, car il est plus qu'un simple témoin qui dépose des faits qui sont à sa connaissance ; il est véritablement un juge intègre qui coordonne ces faits, en tire les conséquences logiques et prononce son arrêt. Il ne considère pas s'il est favorable ou défavorable à l'accusé, il n'écoute que sa conscience et se dirige d'après ses inspirations. S'il est intimement convaincu qu'il y a crime, il doit le dire franchement et sans hésitation : à la justice appartient le pénible office d'en rechercher et d'en punir l'auteur.

Je ne vous ferai pas l'injure, messieurs, de vous recommander de ne pas délivrer de faux certificats en matière de conscription ou pour toute autre cause, car nous sommes tous d'honnêtes gens ; mais je crois pouvoir, sans vous offenser, vous engager à ne jamais donner de certificats de *complaisance*. Quelque minime et quelque insignifiant qu'en soit le motif, n'altérons pas la vérité ! Il est essentiel que l'autorité ne mette jamais notre véracité en doute et qu'elle accorde toujours pleine et entière confiance à nos affirmations.

Je n'aborderai qu'en passant la question des honoraires, quoiqu'il y ait beaucoup à dire sur ce sujet qui n'a pas été traité par plusieurs médecins avec tout le désintéressement qu'on doit attendre de nous. Je n'en parlerai que pour combattre une opinion assez généralement répandue, c'est que le riche doit payer pour le pauvre. Cette maxime n'est point celle qu'adopte le père de la médecine. Il la désapprouve même formellement, puisqu'en même temps qu'il nous recommande expressément de donner nos soins gratuitement aux indigents, il ajoute que nous ne devons pas exiger un salaire au-dessus de notre travail. En visitant les indigents gratis, messieurs, nous faisons un acte de bienfaisance et de charité. C'est une pieuse aumône qui nous honore aux yeux du public. Mais si nous faisons payer aux riches les soins que nous donnons aux pauvres, non-seulement il n'y a plus désintéressement et sentiment d'humanité de notre part, mais encore nous prélevons sur la richesse un impôt arbitraire qui nous ôte tout le mérite d'une bonne action. Écoutons donc le sage conseil d'Hippocrate; en le prenant pour guide, nous ne pourrons errer.

Il me reste à vous entretenir de nos devoirs envers nos confrères. Hippocrate nous fait une loi de témoigner notre gratitude à nos maîtres en transmettant à leurs enfants l'instruction que nous tenons de leurs pères. Nous, qui vivons dans une sphère étroite, qui ne possédons pas une érudition assez vaste et que la nature n'a pas favorisés d'une élocution assez facile et assez brillante pour aspirer au professorat, nous ne pouvons remplir cette honorable tâche; mais nous acquitterons notre dette, autant qu'il nous est possible de le faire, en reportant sur nos honorables confrères une fraternelle sollicitude et en leur vouant un intérêt sincère. Oui, messieurs, aidons-nous mutuellement de nos conseils; mettons loyalement en commun le fruit de nos études et de notre expérience; éclairons-nous réciproquement et venons franchement au secours les uns des autres dans les circonstances épineuses et pénibles; n'oublions pas que souvent, dans les cas difficiles qui mettent en défaut la sagacité du médecin, celui que, dans nos rêves d'amour-propre, nous regardons comme au-dessous de nous, nous donne un avis utile et nous place sur la voie du succès; rendons en tout temps justice au mérite de nos confrères et abaissons notre orgueil en répétant ces paroles d'Hippocrate : *Vita brevis, ars longa, judicium difficile, experientia fallax*; appelons-nous souvent en consultation, certains que nous y trouverons un double avantage : plus de sécurité pour le malade, moins de responsabilité pour le médecin; enfin, resserrons les nœuds d'une véritable confraternité qui doit nous lier intimement, nous inculquer l'esprit de corps dans ce qu'il a de louable et de bon et nous inspirer une bienveillance mutuelle.

Honte au médecin qui adopterait des sentiments opposés pour règle de sa conduite envers ses confrères! Honte à celui qui profiterait d'un évènement malheureux pour les dénigrer ouvertement ou saper sourdement leur réputation par des insinuations perfides et leur enlever une confiance péniblement acquise ! Honte encore plus grande à celui qui prononcerait des paroles de blâme, non par conviction. mais dans le but de s'attirer des pratiques et dans l'espoir d'augmenter un misérable lucre ! Qu'il sache que le bon sens public finit toujours par faire justice de ces menées odieuses ! Des manœuvres si viles ne peuvent rester long-temps cachées et elles attirent sur leur auteur l'animadver-sion générale. Ainsi, j'ai vu, dans le numéro 7 de la troisième année de la Revue médicale de Dijon, signaler au mépris des gens sensés la conduite de plusieurs méde-cins qui, pour se créer une clientelle et supplanter leurs confrères, allaient offrir leurs visites au rabais.

Heureusement, messieurs, et j'aime à le croire, nous ne donnerons jamais l'exemple d'une pareille absence de déli-catesse et de franchise. Nous nous respectons trop pour manquer si complètement à nos devoirs et j'espère que rien ne viendra détruire la bonne harmonie qui règne parmi nous. Pour mon compte, je prends du fond du cœur l'engage-ment solennel de ne jamais chercher à nuire à aucun de vous et de mériter toujours votre estime et votre attachement.

Ne concluez pas cependant de ce que je viens de dire que je veuille exclure toute émulation entre nous ! Je désire seulement qu'elle soit noble et généreuse. Disputons-nous à qui fera le plus de bien, adoucira plus de maux, soulagera plus de misères ! Allons au-devant des malheureux ; laissons les riches venir à nous ! De cette manière, nous aurons di-gnement employé notre vie et nous jouirons d'entendre répéter autour de nous : Honneur à l'art qui répand tant de bienfaits ! Honneur aux médecins qui le comprennent et le pratiquent si bien !

Je terminerai en vous traçant à grands traits le portrait
du véritable médecin tel qu'Hippocrate le dépeint dans son
traité *De decenti habitu :* il doit être tempérant, humain, généreux, compatissant, d'un caractère doux et affable, prévenant pour tout le monde et toujours disposé à rendre
service. Il sera vêtu décemment et proprement ; il évitera
une mise trop recherchée et trop élégante, ce qui non-
seulement prend un temps précieux, mais encore annonce
un esprit futile et léger. Libre de toute jalousie, il ne déni-
grera pas ses confrères ; exempt de cupidité, il professera un
sage mépris des richesses et ne se laissera pas dominer par
le désir d'en acquérir ; de mœurs irréprochables, il ne pro-
fitera jamais de l'ascendant qu'il a pris sur ses clients ou
des facilités que son état peut lui procurer pour porter le
déshonneur dans les familles ; il ne favorisera pas le crime
et ne cherchera jamais à soustraire un coupable à la justice ;
il sera sincèrement religieux sans être superstitieux ; il
fuira les mauvais exemples et il ne se livrera pas à ces
habitudes ignobles et honteuses qui dégradent l'homme et
en font le rebut de la société ; enfin, il consacrera toute sa
vie à l'étude de son art. S'il n'est point doué d'un esprit supérieur qui le fasse parvenir aux sommités de la science,
du moins l'étude lui donnera une prudence et une sagesse
qui y suppléent.

Au lit des malades, le médecin sera sobre de paroles,
réservé dans ses discours, grave sans être dur ni sévère ;
doux et affectueux, ses rapports avec ses clients doivent
être pleins de bienveillance ; ses interrogations seront toujours précises et nettes ; il évitera avec soin toutes les réflexions qui peuvent alarmer les malades ; il s'attachera à
les rassurer et à soutenir leur courage ; attentif aux questions que ceux-ci ou les assistants peuvent lui adresser, il
sera toujours prêt à éclaircir leurs doutes et à répondre à

leurs objections avec complaisance ; résistant aux conseils insensés de l'amour-propre, il ne se hâtera point de porter un pronostic favorable ou défavorable que l'évènement peut venir démentir à sa grande confusion et au détriment de sa réputation.

Tel est le tableau qu'Hippocrate nous a laissé des qualités que doit posséder le médecin et que j'ai voulu mettre sous vos yeux pour exciter en vous une louable ambition. Si nous ne pouvons arriver à la perfection du modèle, ne nous laissons pas atteindre par le découragement et faisons tous nos efforts pour en approcher le plus possible. La société, juste appréciateur du bien et du mal, nous en saura gré, et nous laisserons après nous un bel exemple à suivre et une mémoire honorée.

# AVANT-PROPOS.

---

> Hoc opusculum ut in publicum ederem, non
> fecit profectò inanis ac popularis auræ cap-
> tandæ cupiditas, sed eò adductus sum ut
> multis meorum æqualium hìnc inde erran-
> tibus viam monstrarem et aliquantulùm
> munirem.
>
> (BAGLIVI. *Prax. Medicæ, lib.* 1, *cap.* 1.)

MESSIEURS,

J'ai hésité longtemps avant d'entreprendre de tracer la
topographie médicale de la ville et de la commune d'Autun.
Je sais que pour accomplir dignement une tâche pareille,
il faut avoir fait une étude approfondie des mœurs, des
habitudes, du caractère et des dispositions physiques et
morales qui différencient les populations en imprimant à
chacune d'elles un caractère spécial. Je sais aussi qu'il est
nécessaire, en quelque sorte, de fouiller le sol et de consulter
l'atmosphère, pour établir d'une manière certaine les rapports que la nature du terrain, la position géographique,

les influences de l'air, la qualité des eaux et le régime alimentaire doivent avoir avec le tempérament, la santé et les maladies des habitants.

Je ne pouvais donc me dissimuler que je ne possédais pas cette masse de connaissances indispensables pour atteindre le but que je me proposais ; je n'avais, pour m'aider dans un travail si important et si difficile, qu'une notice sur la topographie médicale d'Autun rédigée par le docteur Bernard Guyton mon oncle. Cette notice, qui a été présentée à la Société royale de Médecine en 1787, et qui a valu un prix à son auteur, m'a été d'un faible secours, parce que la ville d'Autun a entièrement changé de face depuis cette époque. Je n'y ai trouvé qu'un très petit nombre de remarques qui fussent applicables au temps actuel.

Livré à mes propres forces, je craignais de n'avoir à vous offrir qu'un ouvrage incomplet, et j'y eusse renoncé si les demandes répétées du Comité central d'hygiène publique séant à Paris, si les instances de M. le Préfet Leroy pour que nous eussions à satisfaire aux désirs du gouvernement, ne m'en eussent fait une loi ! Du moment que votre honorable Secrétaire écrivait à tous les médecins cantonnaux de l'arrondissement pour les engager à vous transmettre, dans le plus bref délai, les renseignements qu'ils possédaient sur la topographie médicale de chaque canton, et à déposer entre vos mains le fruit de leurs veilles et de leur expérience, j'ai vu qu'il était du devoir de votre Vice-Président de payer la dette du Conseil d'hygiène d'Autun ; alors j'ai oublié mon insuffisance pour n'écouter que mon zéle.

Grâce à l'obligeance de M. Rey, maire d'Autun, de MM. l'abbé Devoucoux, Joseph de Fontenay, Roidot-Marillier, Berger, Villedey et Duchamp, qui m'ont fourni des documents précieux sur l'histoire, la topographie et la statistique du pays, mon travail est devenu plus facile et j'ai l'espoir qu'il sera moins défectueux que je ne l'avais craint dans le principe.

Mettant aussi à profit mes souvenirs et ce que m'ont appris d'honorables confrères qui m'ont précédé et guidé avec bienveillance dans la carrière, j'ai dit consciencieusement ce que j'ai vu et ce que j'ai su. J'ai tâché d'éviter les longueurs et les détails inutiles. Après des considérations préliminaires sur la configuration du pays, sur les monuments qu'il renferme, sur ses nombreuses écoles, sur les mœurs et le caractère des habitants, etc., je me suis borné à indiquer sommairement les maladies dont j'avais à parler, toutes les fois qu'elles ne fournissaient matière à aucune

observation importante ; je n'ai donné plus d'étendue à
ce sujet que lorsqu'elles présentaient des anomalies dépendantes des influences locales, anomalies qui exigeaient des
modifications plus ou moins majeures dans le traitement.

Il est possible que dans l'exposition et dans l'appréciation des faits je me sois expliqué d'une manière obscure et
que j'aie mal rendu mes idées ; mais je n'ai commis scient-
ment aucune erreur et je n'ai rien affirmé qui ne fût vrai.
En un mot, quoique j'aie apporté à ce travail un grand désir
de bien faire, je n'ignore pas qu'il laisse encore beaucoup
à désirer et qu'il est des lacunes que je n'ai pu remplir.

Ainsi, on remarquera sans doute, et je le regrette vivement, l'absence de toutes observations eudiométriques,
hygrométriques, barométriques et thermométriques des
années qui viennent de s'écouler. Je n'en ai fait aucune, et
mes confrères ne se sont pas livrés plus que moi à ce genre
de recherches.

Ce n'est pas que je mette en doute l'influence du degré
de pureté de l'air, de son plus ou moins d'humidité, de pe-
santeur et d'élasticité et des changements de température
sur le corps humain ! Je sais combien cette influence contribue à favoriser ou à altérer l'exercice régulier des fonctions vitales ; que les combinaisons multiples des diverses

qualités de l'air entrent pour beaucoup dans la production des maladies soit épidémiques, soit sporadiques, soit endémiques ; qu'elles déterminent le plus souvent leur nature propre, leur essence, et leur donnent le caractère de bénignité ou de gravité qu'elles affectent. Vouloir nier notamment l'influence des saisons sur l'économie animale, serait se refuser à une vérité si généralement reconnue, qu'Hippocrate même avait sur cet objet des connaissances aussi profondes et aussi justes que celles que nous possédons maintenant. Aussi tous les médecins, tant anciens que modernes, ont-ils fait de cette branche de la médecine une étude particulière. Nous devons à leurs travaux un corps de doctrine parfaitement établi et qui se soutiendra toujours, parce qu'il est le résultat de l'expérience et de l'observation.

Ouvrons les ouvrages des Baillou, des Sydenham, des Stoll, des Raymond de Marseille, etc., qui ont tous aidé à consolider cet édifice, et nous avouerons qu'il est impossible de leur opposer aucun raisonnement plausible et de les réfuter par des arguments puisés dans une juste interprétation des faits.

Quant à moi, j'ai toujours présente à la mémoire cette sentence de Baglivi : « Cum ferè perpetuò præ manibus

» mihi sit Hippocrates, animadverto nulli rei ipsum tanto-
» pèrè incubuisse, quàm in observandis constitutionibus
» aëris cujusque temporis, quæ quantam vim habeant in
» novis producendis morbis, vel in mutandâ eorum qui
» ordinariò regnant naturâ, quotidiana ac patientissima pra-
» xis et diligens circà minima morborum observatio abundè
» me docent. » [1]

C'est donc avec regret que je me vois dans l'impossibilité de consigner, dans cet opuscule, des renseignements
exacts sur les variations atmosphériques qui sont propres
à notre pays ; je ne puis justifier cette lacune qu'en faisant observer que, nous autres médecins de villes de province dont la population aisée émigre tous les printemps
pour se rendre à la campagne et ne rentre qu'à la fin de
l'automne, nous sommes constamment en course ; que,
nous absentant souvent pendant des journées et des nuits
entières, nous n'avons pas le temps de nous occuper de ces
détails.

J'ai pris la résolution de ne me livrer à aucune discus-
sion théorique parce que, la plupart du temps, elles n'é-
claircissent rien ou ne soulèvent qu'une partie du voile

---

[1] Baglivi, *De fibr. matr. spec.*, lib. Ier, cap. 3.

qu'on voudrait déchirer, et que, d'ailleurs, elles ne font que susciter des controverses interminables. Je préfère ne m'occuper que de faits cliniques incontestables, laissant à chacun la faculté de les expliquer à sa guise.

Je réclame, messieurs, votre indulgence pour cette faible esquisse. Elle aura sans doute très peu de valeur tant qu'elle sera isolée; mais vous me saurez gré, je l'espère, d'avoir donné l'impulsion. Si mon exemple est suivi par nos honorables confrères, nous pourrons un jour publier la topographie médicale complète de l'arrondissement d'Autun, et si cet ouvrage ne se fait pas remarquer par des vues profondes, par des remarques nouvelles, par des aperçus ingénieux, du moins il rendra témoignage de notre zèle et de notre bon vouloir.

Je diviserai cet opuscule en quatre sections : la première comprendra la partie historique; la seconde sera divisée en deux chapitres destinés à la topographie proprement dite et à la statistique; la troisième traitera de l'hygiène. Dans cette section, je rangerai les usines, les fabriques et les établissements publics, parce que c'est surtout sous le point de vue hygiénique que je m'en occuperai; la quatrième section sera destinée à la médecine. J'y insèrerai quelques observations qui me paraissent dignes de fixer l'attention des praticiens.

On sera peut-être surpris de ce que je ne me suis pas astreint à suivre dans la partie médicale un ordre nosologique. J'avouerai que j'ai consigné mes réflexions sur les différentes maladies dont j'avais à m'occuper à mesure qu'elles se sont présentées à mon esprit, parce que cette marche rendait mon travail plus facile. D'ailleurs, j'ai considéré l'absence de toute méthode comme une chose peu importante dans ce genre d'ouvrage, car il ne s'agit pas ici d'un traité de médecine, mais simplement de courtes notices sur certains cas de pathologie et de thérapeutique médicales.

Les plans de la ville d'Autun que j'ai joints à ce mémoire m'ont été fournis par MM. Roidot. Ils seront très utiles au lecteur pour l'intelligence de la seconde et de la troisième section.

# TOPOGRAPHIE MÉDICALE

## DE LA COMMUNE ET DE LA VILLE D'AUTUN.

---◦─✦◦─◦ ◦ ---

## Première Section.

---

### PARTIE HISTORIQUE.

> Bibracte oppidum Æduorum longè maximum
> et copiosissimum.
> (CÆS. Comment., lib. 1.)

Mon dessein n'est pas de donner ici l'histoire complète d'Autun ancien et moderne. Je dirai seulement quelques mots sur son importance quand il était la capitale des Eduens, sur les monuments qui le décoraient à cette époque et sur les causes qui, peu à peu, l'ont fait déchoir de son antique splendeur.

Bibracte si célèbre chez les Gaulois, Bibracte un des centres du druidisme dont les prêtres avaient la connaissance de nombre de sciences, entre autres de la médecine, eut le sort réservé aux villes fondées par nos pères peu habiles dans l'art des constructions; c'est-à-dire que, bâti de bois et de terre, il n'en reste pas le moindre vestige.

Lors de l'invasion romaine, Bibracte était une ville de la plus haute importance par ses richesses, l'étendue de son territoire, sa population nombreuse et la valeur de ses soldats. Aussi, César dit-il dans ses Commentaires [1] qu'elle exerçait une très grande autorité, *oppidum maximæ auctoritatis*, et que des deux factions qui se disputaient l'empire des Gaules, celle des Eduens tenait le premier rang : *Galliæ totius factiones esse duas : harum alterius principatum tennere Æduos*. Tacite, dans le troisième livre de ses Annales, la qualifie de ville très opulente : *civitas opulentior*.

Rien n'autorise à croire que César ait donné à son lieutenant Fabius l'ordre d'incendier la capitale des Eduens; mais après l'organisation de la Gaule chevelue, lorsque Auguste transporta le siège du gouvernement à Lugdunum, il changea le nom de Bibracte en celui d'Augustodunum. Cependant, dans le but de s'assurer par des institutions morales la possession des esprits et l'affection des cœurs, il dota de magnifiques écoles, qui furent appelées Méniennes (*Mænianæ scholæ*), la ville nouvelle qui venait d'être entourée de fortes murailles.

Bientôt Agrippa ouvrait cette grande voie qui, partant de Lyon, allait aboutir à Boulogne-sur-mer. Augustodunum fut traversé depuis la porte de Rome qui est détruite, jus-

[1] Livre Ier des *Commentaires* de César.

qu'à la porte d'Arroux qui fait encore l'admiration des archéologues et des architectes.

C'est à cette époque, sans contredit, qu'Augustodunum parvint à son plus haut degré de splendeur. « Si, comme » on n'en saurait douter, un des signes les plus frappants » de l'importance d'une ville est la multiplicité de ses com- » munications avec les cités les plus considérables du pays » et la masse des travaux exécutés pour les établir, Autun, » sous ce rapport comme sous plusieurs autres, offre des » marques de grandeur que peu de villes dans la Gaule » pourraient se flatter d'égaler. Treize ou quatorze branches » de voies romaines viennent y aboutir, et quelques-unes » ont pu jusqu'ici échapper à nos investigations. » [1]

La plupart des monuments qui existent encore sont de cette époque ou à peu de chose près. Je ne dirai rien du théâtre grandiose, de l'amphithéâtre aux vastes dimensions, des temples de Pluton, de Proserpine, de la Fortune, d'Apollon et de Cybèle, où saint Symphorien refusa de sacrifier aux faux dieux ; il en reste à peine des vestiges. Il en est de même des palais, du capitole, du gynécée, etc. La création d'Auguste ne se révèle que par la vaste enceinte encore debout avec quelques ruines à l'intérieur, le temple de Janus et la pyramide de Couhard à l'extérieur.

[1] Congrès archéologique de France, séances tenues à Autun en 1846, Notice sur les voies romaines qui traversent la ville d'Autun, par M. Laureau de Thory.

La magnificence des édifices qui ont disparu est encore attestée par les mosaïques : du *griffon* à l'emplacement présumé de l'*ararium*; des *colombes* (déposée au petit séminaire) dépendant du palais des *sévires augustales*; des *canards*, trouvée au quartier des *fabri*; du *Bellérophon*, si connue des antiquaires, découverte au mois d'août 1830 au palais présumé des *largesses sacrées*.

Ce n'est pas le lieu d'énumérer ici les richesses exhumées du sol depuis des siècles et qui sont allées enrichir les musées et les collections particulières. Nombre d'objets d'art étaient mutilés comme cela devait être après les désastres dont je vais parler.

En 270, Tétricus s'empare d'Augustodunum après un siège désastreux qui dura sept mois.

Vers 280, sous le règne de Probus, la ville est de nouveau ruinée par les Allemands.

A peine relevée de ses ruines, les Bagaudes la saccagent et mutilent ses édifices.

Constance Chlore, vers 296, et son fils Constantin, en 311, relevèrent Augustodunum. Ce dernier, à la demande d'Eumène, fait son entrée dans la grande cité. Le rhéteur lui montre les palais et les temples qui sont debout, puis il fait appel à sa munificence pour la réédification de ceux dont les débris jonchent encore la terre. Il le conduit ainsi jusqu'à la partie occidentale de la ville où s'élevaient les temples de Minerve et d'Apollon, ombragés par un bois sacré dans lequel coulait une source d'eau chaude.

A cette époque deux nouvelles portes presque aussi magnifiques que leurs sœurs aînées s'ouvrent, l'une au levant, l'autre au couchant, sur deux lignes perpendiculaires à la première grande voie. Cette disposition complétait la symétrie des quatre-vingts quartiers de quatre-vingts toises de chaque côté placés comme sur un damier. Des travaux immenses sont exécutés dans la montagne pour réunir toutes les sources et les diriger vers la ville. Un vaste système d'égouts assainit les rues qu'arrosent et les eaux amenées à grands frais du plateau de Montjeu au moyen d'un aquéduc de plus de 4,000 mètres de longueur, et le ruisseau des Druides que l'on avait dérivé dans un conduit souterrain encore reconnaissable en grande partie sur le flanc de la montagne St-Claude. Les bains devaient être nombreux et splendides, d'après le rapport d'Eumène, qui mentionne aussi l'existence d'établissements de lavoirs publics si importants que des sommes considérables avaient été allouées pour les rebâtir; néanmoins, chose incroyable, on n'est pas encore parvenu à déterminer l'emplacement d'un seul.

M. Desplaces de Martigny avait émis l'idée que dans Augustodunum les rues se coupaient à angles droits; M. l'abbé Devoucoux prouva plus tard que les carreaux ou quartiers étaient égaux et avaient pour longueur de côté un nombre de toises égal au nombre des quartiers; enfin, M. de Fontenay, dans un Mémoire adressé au Congrès d'Orléans, a établi que ce mode de construction était général pour tou-

tes les villes gallo-romaines, sinon peut-être au début,
du moins après leur reconstruction. On doit admettre qu'en
outre de l'importance que les anciens attachaient aux nom-
bres dans leur architecture, ils avaient encore un but hygiénique en adoptant ces dispositions.

De quelle prévoyance et de quelle sagesse ne faisaient-
ils pas preuve dans la construction de leurs cités! Avec
quel soin n'évitaient-ils pas tout ce qui pouvait compromettre la salubrité publique! Des rues tirées au cordeau et
se croisant à angles droits laissaient un vaste et libre espace
à la circulation de l'air ; les vents qui n'étaient point arrêtés dans leur cours entraînaient au loin les miasmes et
les gaz délétères qui pouvaient l'altérer et le rendre nuisible à la santé. En outre, de nombreux aqueducs conduisaient dans les villes des eaux abondantes et pures en
suffisante quantité pour fournir à tous les besoins de la
vie, à l'entretien de bains publics si multipliés à cette
époque et à la propreté des rues. Enfin, des égouts établis
dans tous les quartiers recevaient les immondices et les
conduisaient au dehors.

Les précautions que prenaient les anciens pour mettre,
autant qu'il est permis à l'industrie humaine de le faire,
leurs villes à l'abri des maladies épidémiques et pestilentielles, sont entièrement abandonnées de nos jours. Hors
Paris, pour l'assainissement duquel on fait, avec juste raison, des dépenses énormes, quelle est la ville, dans nos
provinces, qui attire sous ce rapport l'attention et la sol-

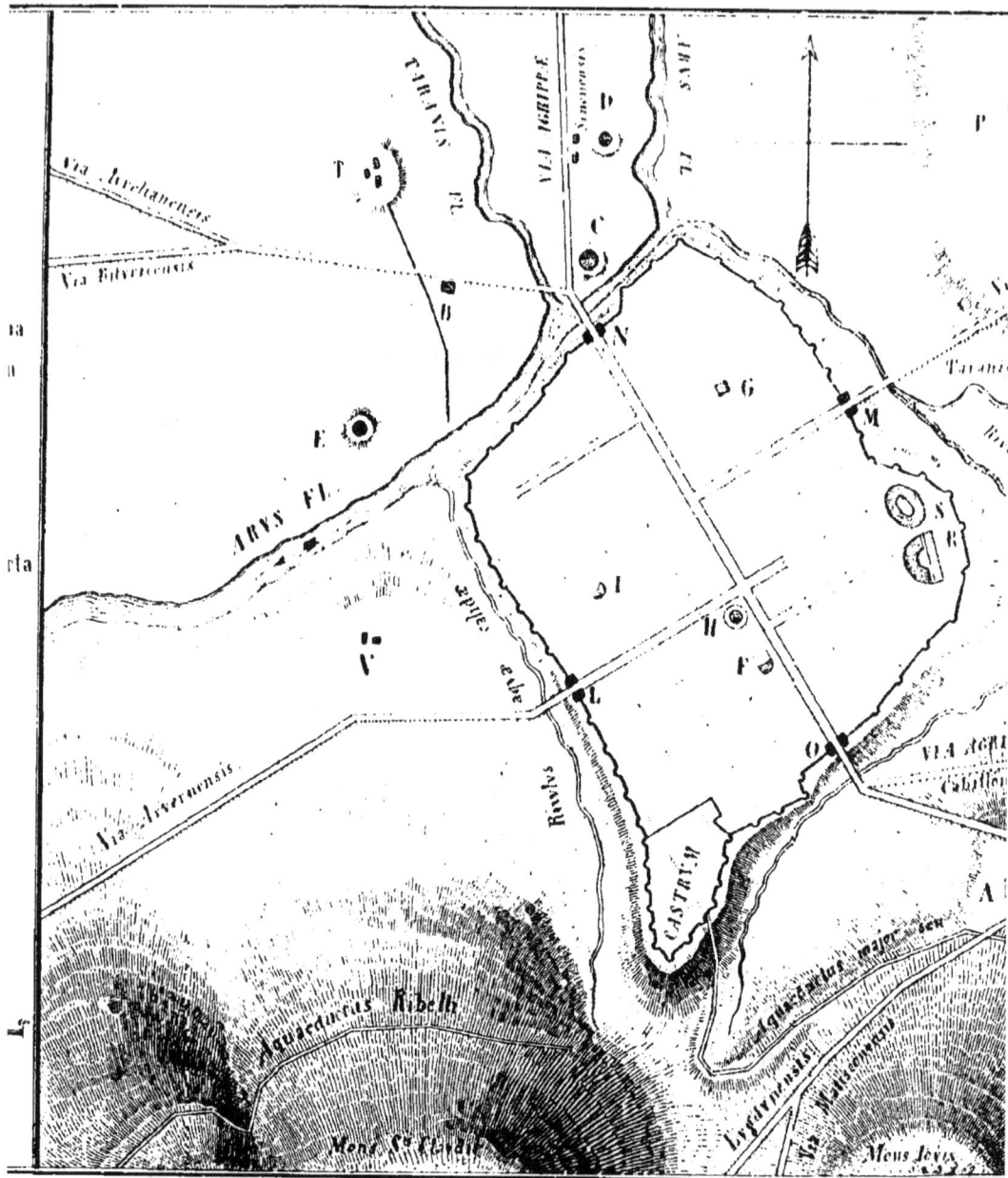

licitude de l'autorité ? Généralement mal bâties, mal per-
cées, avec des rues étroites et tortueuses, elles sont presque en tout temps malpropres. La police manque des
moyens et du pouvoir nécessaires pour faire cesser cet inconvénient ; elle n'a pas même le droit de surveiller les
constructions nouvelles et de s'opposer à ce que l'on viole
les premières règles de l'hygiène. A la vérité, depuis 1848,
on s'occupe beaucoup des logements insalubres. Les conseils municipaux et les comités d'hygiène publique sont
appelés à signaler le mal ; mais la loi est impuissante pour
y remédier, et elle restera complètement inefficace tant que
le législateur ne lui donnera pas un pouvoir plus étendu.

En comparant ces demi-mesures, ces améliorations mes-
quines et incomplètes, ces tentatives infructueuses pour
soustraire les populations à l'action des agents délétères
qui minent sourdement leur santé, en les comparant, dis-
je, aux travaux de géants et aux moyens puissants qu'en-
fantait le génie des anciens, on peut dire que les peuples
modernes, qui croient avoir atteint le plus haut degré de
civilisation, sont encore plongés dans la barbarie en ce qui
concerne l'hygiène publique.

On m'objectera sans doute que ce système de rues larges
et droites, si favorable à la ventilation, mais qui ne met
aucun obstacle à l'action d'un soleil ardent dont les rayons
viennent tous se concentrer sur un seul point et transfor-
ment ces rues, au moins pendant l'été, en véritables four-
naises, devait avoir de graves inconvénients dans les pays

méridionaux. On me citera pour preuve que toutes les villes
du midi de la France notamment étaient privées de grandes places et n'avaient que des rues irrégulières dans lesquelles le soleil ne pénétrait que lorsque ses rayons étaient
tout-à-fait verticaux; qu'en outre, on permettait aux habitants de déposer leurs fumiers devant leurs demeures pour
entretenir dans les rues un peu de fraîcheur et d'humidité,
et que nos ancêtres, éclairés par l'expérience, avaient reconnu que c'était le seul moyen de prévenir ces méningites
subites, ces délires furieux qu'on observe si fréquemment
dans les pays chauds.

Certes, je ne nierai pas ces faits, mais je pense qu'on
doit en atténuer singulièrement la gravité. Ainsi, on a fini
par se convaincre que le dépôt des immondices dans les
rues nuisait beaucoup à la santé publique et qu'il ne présentait aucun des avantages qu'on lui attribuait. Depuis
plusieurs années, des ordonnances de police ont fait cesser
cet abus. Ensuite, ce n'est que pendant l'été et dans le
milieu du jour que l'exposition imprudente et prolongée à
un soleil brûlant peut avoir pour le cerveau les funestes
résultats que j'ai signalés, et nous savons que tous les
peuples méridionaux se soustraient à ce danger en choisissant ce moment pour faire la sieste. En dernier lieu, ce
péril ne peut être à redouter que pendant l'époque des
grandes chaleurs; celui qui résulte du défaut de circulation de l'air et du séjour des miasmes putrides dans les
parties inférieures de l'atmosphère, est de tous les temps

et de toutes les saisons. D'ailleurs, à supposer même qu'il
soit utile, dans certaines contrées, de se dérober à l'influence pernicieuse d'un soleil tropical, on avouera du
moins que dans nos climats tempérés, la symétrie qu'adop-
taient les anciens dans la construction de leurs villes devait
contribuer à prévenir les causes les plus communes d'insalubrité, surtout lorsque, comme les Romains, on avait soin
de faire passer l'eau dans les rues pour les arroser et en
rafraîchir l'air.

Mais revenons à de tristes souvenirs.

Magnence avait été proclamé empereur à Augustodunum,
et Constance, pour se venger, abandonna la malheureuse
cité sans défense aux incursions des Barbares.

Sous Julien, en 355, les Barbares traçaient leurs sillons
jusqu'au pied des remparts.

Les Bourguignons pénètrent dans les Gaules, et Gondi-
caire s'empare de la capitale des Eduens. En 456, ce peuple
envahissant revient à la charge.

En 477, par suite des différends survenus entre Chilpéric
et ses frères, un grand combat eut lieu près d'Augustodunum qui disparaît pour devenir *Augstun*, puis *Ostun* et enfin
*Autun.*

En 532, Gondomar avait été assiégé dans Autun par
Clotaire. La place avait été prise et il ne restait plus aux
rois francs qu'à abandonner cette cité, jadis le séjour des
empereurs et des préfets des Gaules.

Sans parler de Chramme, fils de Childebert, qui s'em-

para de la ville ; sans croire avec beaucoup d'historiens
qu'Attila pénétra dans nos contrées, nous avons à enregis-
trer l'invasion des Sarrasins (732) qui ruinèrent Autun
jusque dans ses fondements; l'incursion des Normands
(886) qui ne savaient rien respecter; puis les Anglais que
l'on voit, en 1356, allumer l'incendie jusqu'au cœur de la
ville, dans la rue Chauchien.

Vcici venir l'amiral de Coligny, la torche à la main,
après la bataille d'Arnay-le-Duc, en 1570. Avant la fin du
même siècle, le maréchal d'Aumont bat en brèche, mais
sans succès, ces murailles commencées par le roi Jean et
achevées par François I<sup>er</sup>, pour rétrécir la ville et enserrer
la partie haute, la plus forte, groupée autour du temple
qui avait remplacé tous les temples; car tous les dieux
avaient disparu, il n'en restait qu'un seul.

Parmi les constructions souterraines d'Autun, il faut
compter de grands passages voûtés qui servaient pour la
défense de la ville. Le plus considérable existe encore sur
la place du Terreau où il se divise en trois branches :
l'une se dirige sous la cathédrale; la seconde, sous l'évêché; et la troisième, sous le donjon. Des gonds qu'on trouve
solidement fixés dans les murailles prouvent que ces gale-
ries étaient fermées par des portes et qu'elles ne peuvent
être confondues avec les aqueducs.

C'est sans doute par celui de ces conduits qui passe sous
l'évêché que les Autunois, fatigués de la guerre civile et
résolus de se soumettre au roi, introduisirent dans le châ-

teau, cinq mois environ après la levée du siège, les troupes du maréchal de Biron. M. Lavirotte, qui rapporte ce fait dans ses Annales d'Arnay-le-Duc (page 147), dit que les habitants, après avoir averti le maréchal, engagèrent la garnison à marcher sur Arnay pour se procurer des vivres dont elle avait un besoin pressant. Pendant son absence, le maréchal de Biron se présenta aux portes d'Autun vers l'heure de minuit. Il fut reçu de suite dans la ville, puis il pénétra avec ses gens dans le château par un trou qui fut pratiqué dans les murs de l'évêché.

Je n'ai rien dit du moyen âge qui éleva la majestueuse cathédrale et tant d'autres édifices; rien des hommes illustres qui habitèrent ces maisons aux vitraux peints, aux étages surplombant sur la rue; rien de ces prélats, de ces administrateurs, de ces savants sur qui on peut appuyer un glorieux passé.

La Renaissance avait semé ses dentelles de pierre tout autour de la collégiale de Notre-Dame, trop belle pour survivre aux saturnales révolutionnaires. Il ne reste de cette époque que l'élégante fontaine de la place St-Ladre.

Autun, que le roi-chevalier avait surnommé la ville aux biaulx cloichiers, brillait encore, en 1789, par ses établissements religieux. On y comptait sept paroisses, trois abbayes et six couvents. Il n'entre pas dans mon plan de peindre ce qui reste et d'exhumer les souvenirs de ce qui n'est plus; je n'en parlerai dans la suite qu'autant que cela sera nécessaire pour mon sujet principal.

# Deuxième Section.

---

## PARTIE TOPOGRAPHIQUE ET STATISTIQUE.

---

### CHAPITRE Ier

#### TOPOGRAPHIE DE LA COMMUNE D'AUTUN.

> Si quis ad urbem sibi incognitam
> perveniat, circumspicere oportet
> ejus situm.
> (HIPP. *De aere, aquis, et locis.*)

### § 1. Description de la Commune et de la Ville d'Autun.

La commune d'Autun, qui a une superficie de 4,534
hectares, est située presque à l'extrémité nord-ouest de
l'arrondissement. Elle est divisée en deux portions bien
distinctes : la *plaine*, qui comprend la ville et un certain
nombre de hameaux qui s'étendent autour d'elle en formant
un demi-cercle de l'est à l'ouest, sur une longueur de près
de cinq kilomètres ; et la *montagne*, qui borne brusquement la ville au midi et qui présente, sur un plateau élevé
de 577 mètres au-dessus du niveau de la mer, quelques

hameaux épars sur une étendue d'environ dix kilomètres carrés.

La commune d'Autun est bornée au nord par celles de Saint-Forgeot et de Tavernay ; à l'est, par celles de Saint-Pantaléon, d'Auxy et d'Antully ; au midi, par celles de Broye et de Mesvres ; et à l'ouest, par celles de Monthelon et de Brion.

La ville d'Autun est bâtie sur un monticule qui s'élève, par une pente assez raide et dans la direction du nord au sud, des bords de l'Arroux jusqu'au pied du Montjeu. Dans sa plus grande longueur, de l'extrémité du faubourg d'Arroux à celle du faubourg Saint-Blaise, elle n'a pas moins de deux kilomètres ; elle n'a guère qu'un demi-kilomètre de largeur de l'est à l'ouest, et ses murailles ont environ cinq kilomètres de tour.

La ville, telle qu'elle se trouve circonscrite par son enceinte de murailles les plus modernes, les faubourgs compris, offre une surface totale de 60 hectares 27 ares 68 centiares répartis comme il suit :

|  | hect. | ares. | cent. |
|---|---|---|---|
| La superficie des maisons et bâtiments est de. . . . . . . . | 22 | 15 | 94 |
| Celle des rues et places publiques est de. . . . . . . . . | 8 | 36 | 07 |
| Celle des jardins est de . . . . | 29 | 75 | 67 |
| Total égal. . . . | 60 | 27 | 68 |

Elle renferme un grand nombre d'établissements magnifiques appartenant soit au département, soit à la ville, soit à différentes congrégations. Tous ces établissements possèdent des dehors immenses qui en font des habitations aussi saines qu'agréables.

On compte 1,340 maisons dans la ville et les faubourgs. Le reste de la commune n'en contient que 286. Presque toutes les maisons bourgeoises sont enrichies de beaux et vastes jardins. Les habitations des faubourgs n'en sont généralement pas dépourvues ; mais leur mauvaise construction, l'étroitesse des ouvertures et le peu d'élévation des appartements détruisent à peu près cet avantage et nuisent à la salubrité en ne permettant pas au soleil et à la lumière de s'y introduire facilement.

Les rues sont assez larges pour que l'air y circule librement, et, en résumé, Autun, qui est bâti en pente et dont les ruisseaux lavent tous les jours suffisamment les pavés en entraînant tous les immondices que les personnes chargées de l'enlèvement des boues peuvent y laisser, est une ville où l'on respire un air sain et où l'on ne voit que très rarement régner des maladies épidémiques ou contagieuses. J'en excepterai toutefois le quartier de Marchaux et les parties basses des faubourgs d'Arroux et de Saint-Jean-le-Grand, où sont entassées les populations les plus pauvres du pays.

## § 2. Rivières et Ruisseaux.

De nombreux cours d'eau arrosent la commune d'Autun

# PLAN DE LA VILLE D'AUTUN.

**pales rues.**

Fragne
Rivaux
Alleau
ace St Pierre
Perreau
Bancs
and
Marechaux
petit Marche
Verlière
Un
Samsare
la Vande de Bois
Aine
Malorets
Arquebuse
l'Arbalete
Cordiers
angevier
Michrau
Post
Champ de Mars
Antoine
Christophe
deux
mm
rin
Boulevard
Mardian
archaux
acian
Nicolas

Faub. St Blaise.

Faub. de Brenil

Faub. St Saurreur

Fld Talus

M' Chaurey

Chaumont

Faub. des Marbres.

Malandière

St Jean

Fld d'Arona

Fld St Andoche.

Route de bourg

la Genetoie
ancienne tapisserie.

Hateron

Faub. St André

Parc St Jean

Mardort.

**Monuments publics**

a Cathédrale.
b Carmélites.
c Visitation.
d Evêché.
e Grand Séminaire & Musée
f Sacré cœur
g Petit Séminaire
h Collège
i Salle de spectacle
k Hôtel de ville
l Boulangerie
m Sous-Préfecture
n Hôpital
o Petit Séminaire
p Ruines du théâtre antique
q Église de St Jean
r Couvent de la retraite
s        de St Andoche.

Fleu

Roidot, membre du conseil d'hygiène 1852

Abbaye de St Martin

dans toutes les directions. Indépendamment de l'Arroux qui prend sa source au hameau de Culêtres, près d'Arnay-le-Duc (Côte-d'Or), et qui, coulant de l'est à l'ouest, baigne les anciens murs de la ville à l'extrémité des faubourgs d'Arroux et de Saint-Andoche, nous comptons :

1º Le *Tarnin* ou rivière de Lucenay qui, après avoir fait aller la forge et le moulin de MM. Olinet, se jette dans l'Arroux immédiatement au-dessous de ces usines.

2º Le *Tarnin-Cernin* qui prend sa source dans la forêt de Planoise, vient passer sous le pont Saint-Pierre où il reçoit le ruisseau de Drousson, et se dirige de là vers le pont l'Évêque et le faubourg Saint-André au-dessous duquel il se perd dans l'Arroux.

3º Le ruisseau d'*Accaron*, dont la principale source sort des étangs de Montjeu. Ce ruisseau se divise en deux branches, dont l'une suit la gorge de *Fillouse* ou *Filleuse*, tandis que l'autre, côtoyant la montagne, traverse le hameau de Couhard, arrive au faubourg Saint-Blaise où elle fait aller plusieurs moulins, gagne Saint-Pancrace où elle alimente d'autres usines et lave le réservoir de l'abattoir public, puis va rejoindre le ruisseau de *Fillouse* au-dessus de la prairie l'Évêque, la traverse en entier, passe successivement sous les ponts l'Évêque et de Saint-André où ce ruisseau s'unit à celui du *Tarnin-Cernin*, puis se jette dans l'Arroux à l'angle des murs antiques voisins de l'abbaye de Saint-Jean-le-Grand.

4ª Le ruisseau de *Fontaine-Chaude*, venant de Rivaux,

qui descend au faubourg Talus, fournit de l'eau aux tanneries de l'ouest, longe le faubourg Saint-Andoche et Parpas
et tombe dans l'Arroux un peu à gauche du pont Saint-Andoche.

5° Enfin, un ruisseau qui descend de la montagne des
*Revirets*, traverse la propriété de M. de Monard, le hameau
de Fleury et gagne l'Arroux à deux kilomètres environ au-
dessous d'Autun.

Tous ces ruisseaux qui entourent la ville, après avoir
été utilisés pour le service des tanneries, des moulins et
des autres usines, en fertilisant les environs, y entretiennent
la verdure et la fraîcheur, et donnent au paysage un
aspect enchanteur. En compensation de ces avantages,
ils nous procurent des brouillards fréquents et très épais.

### § 3. Montagnes et Vallées.

La ville d'Autun est adossée, au midi, à trois montagnes qui se rattachent à la chaîne des Cévennes et qui
vont en s'abaissant graduellement de l'ouest à l'est. On
les nomme la montagne Saint-Claude, le Montjeu (Mons
Jovis) et la montagne de Couhard.

Le plateau de Montjeu est à 577 mètres au-dessus du
niveau de la mer, et à 310 mètres au-dessus du pont
Saint-Andoche qui est le point le plus bas de la ville. [1]

---

[1] Statistique du département de Saône-et-Loire, par M. Ragut,
tome 1er, page 88.

Les deux premières montagnes sont boisées. La troisième a été défrichée. Les essences dominantes sont le chêne et le hêtre. On y voit aussi de belles plantations de châtaigniers auxquels le sol et l'exposition au nord conviennent parfaitement, et qui déploient une grande force de végétation. Ces forêts, qui sont trop éloignées de l'Yonne pour pouvoir contribuer à la consommation de Paris, ne fournissent pas seulement du bois pour le chauffage. Les plus beaux chênes sont employés pour la charpente, et les hêtres servent à la fabrication des sabots, des jougs, des pelles, des colliers pour chevaux, etc. On en fait un commerce très considérable.

Le granite constitue toute la masse des montagnes qui sont au sud et à l'est d'Autun. Dans certains endroits il est d'une grande dureté. C'est de là que les Romains ont tiré ces énormes blocs qui leur servaient de pavé et que nous voyons encore, après dix-huit siècles, parfaitement intacts.

Au bas de la montagne Saint-Claude, près de Rivaux, il existe une mine de plomb argentifère qui a été exploitée anciennement et qui a été abandonnée parce qu'elle n'était pas assez riche pour couvrir les frais.

C'est des flancs de ces montagnes que sortent toutes les sources qui alimentent les fontaines de la ville et qui fournissent de l'eau aux établissements et aux bains publics.

La vallée de l'Arroux s'étend de l'est à l'ouest. Vis-à-vis d'Autun, elle est renfermée entre les montagnes grani-

tiques de la ville et celles porphyriques du Morvan. Elle
n'a pas moins de 10 à 12 kilomètres de largeur. Elle forme
un vaste bassin houiller qui s'étend d'Epinac à Saint-
Forgeot et Monthelon, et qui a une étendue superficielle
de 252 kilomètres carrés. [1]

Au faubourg Saint-Blaise on a découvert de la houille à
fleur de terre ; mais comme son exploitation était plus
onéreuse qu'utile, on y a renoncé.

Le vallon d'Autun présente beaucoup de schistes bitumineux qui sont remarquables par la grande quantité de
poissons et d'excréments fossiles (coprolithes) qu'ils renferment. Ces schistes ont donné naissance à une industrie
qui prend, depuis quelques années, un très grand développement.

Dès le commencement de ce siècle, M. de la Roche-Pon-
cier, propriétaire à Igornay, avait établi un fourneau pour
retirer, par la distillation de ces schistes, l'huile minérale
qu'ils contiennent. Il en envoya plusieurs litres à des chi-
mistes distingués de Paris pour savoir à quels procédés il
fallait avoir recours pour la purifier et la dépouiller de son
odeur infecte. On lui répondit qu'il était impossible de la
rendre propre à l'éclairage et de l'utiliser dans les manufactures. D'après cette réponse, M. de la Roche jugea
inutile de pousser ses expériences plus loin.

[1] Statistique du département de Saône-et-Loire, par M. Manès,
page 99.

Trente ans après, de nouveaux essais furent tentés; on reconnut que la première décision avait été trop exclusive, et que la science possédait les moyens de rendre l'hu le de schiste susceptible d'être livrée au commerce. Cette vérité une fois bien établie, des usines s'élevèrent de suite à Igornay, à Saint-Léger-du-Bois, à Surmoulin et à Cordesse, pour la distillation en grand et la purification. M. Manès [1] dit, qu'en 1847, ces fabriques produisaient 350,000 litres d'huile qui était en grande partie transportée à Paris et à Strasbourg pour alimenter des usines à gaz. Depuis cette époque on a fondé, en 1850, une nouvelle distillerie à la Comaille, et la production a beaucoup augmenté. On peut, en outre, tirer un grand parti pour l'agriculture des résidus terreux qui, réduits en poudre, forment un bon engrais.

Le vallon d'Autun, qu'on regardait naguère comme presque improductif et dont les champs, qu'on n'ensemençait qu'après un repos d'une ou de deux années, ne rapportaient que de médiocres moissons de seigle, fournit maintenant tous les ans d'abondantes récoltes de froment, de navette et de plantes fourragères. Cette heureuse métamorphose est due à la Société d'agriculture et surtout au zèle de son honorable président, M. Rey, maire d'Autun. Cet habile agriculteur s'est attaché, en dirigeant

[1] Ouvrage cité, page 197.

l'exploitation de la ferme-modèle de Tavernay, à combattre
l'ancienne routine et à donner l'exemple de pratiques plus
rationnelles. Il a introduit la méthode de l'assolement quin-
quennal et il a beaucoup contribué à rendre général l'emploi de la chaux comme un des meilleurs amendements de
notre sol argilo-siliceux. Grâce à cet utile enseignement, la
plaine d'Autun est devenue d'une fertilité qui ne laisse rien
à envier aux terres calcaires de l'Auxois.

Notre sol est naturellement ingrat, et cependant nous
lisons dans les Commentaires de César que le pays des
Eduens était cultivé avec soin. Pline affirme, qu'à cette
époque déjà, ils devaient la fertilité de leurs champs à
l'emploi de la chaux. [1]

Pendant les siècles qui ont suivi, siècles rendus malheureusement trop célèbres par les invasions des Barbares,
la dépopulation causée par les croisades, les maladies
pestilentielles et les guerres civiles, l'agriculture a été
entièrement abandonnée, et notre pays surtout en a particulièrement souffert, parce qu'il devait tout à l'art et au
travail de l'homme, rien à la nature. Aujourd'hui qu'elle
a reçu une nouvelle et puissante impulsion, nous devons
espérer qu'elle ne rétrogradera plus; bientôt la culture
du seigle sera reléguée dans les hautes montagnes du Morvan, où, en raison d'une pente trop rapide, les engrais sont

---

[1] Hedui et Pictones calce uberrimos fecere agros : quæ sanè et oleis
et vitibus utilissima reperitur. Pline, *Histor. nat.*, lib. 17, cap. 8.

entraînés par les pluies, et les terres ne peuvent être amé-
liorées.

### § 4. Minéralogie et Botanique.

Le sol autunois est riche en minéraux et en plantes ;
il présente au naturaliste une mine féconde à exploiter.
Je regarde comme superflu d'entrer dans de longs détails
relatifs à ces objets. Je renverrai, pour la minéralogie,
aux ouvrages de MM. Manès et Ragut, et pour la botanique,
à la Flore autunoise publiée par M. le docteur Carion, et
insérée dans le premier volume des Mémoires de la Société
Eduenne.

Je dois noter que MM. Carion et Berger, pharmacien,
ont fait une collection complète de toutes les plantes qu'on
trouve dans l'arrondissement d'Autun, et qu'ils ont déposé
cet herbier à la bibliothèque de la ville.

En examinant ce long et intéressant travail, on peut se
convaincre que notre pays produit un grand nombre des
plantes les plus énergiques que l'on emploie en médecine, et que nous sommes assez riches en médicaments
indigènes efficaces pour pouvoir nous passer habituellement des médicaments exotiques qui sont d'un prix plus
élevé et par conséquent plus sujets à être sophistiqués.

Ainsi, nous possédons des succédanés précieux du quinquina dans la petite centaurée, la gentiane et la germandrée ; des purgatifs puissants dans le nerprun, les jeunes
pousses de sureau et le colchique d'automne ; des béchiques

incisifs efficaces dans la bourrache, le lierre terrestre et le pied-de-chat ; des diurétiques énergiques dans les fleurs et les cendres de genêt et surtout dans la digitale pourprée ; des stimulants directs de l'estomac et du cerveau dans l'arnica et la valériane ; des emménagogues éprouvés dans la sabine, la rhue, l'armoise et la mélisse ; des astringents d'une grande force dans les feuilles et le brou du noyer, le tan et surtout dans la bourse-à-pasteur qu'on a eu grand tort d'oublier et qui rend des services éminents dans les métrorrhagies et les hématémèses ; enfin, des vésicants, tels que l'écorce de garou et la renoncule âcre que j'ai employée souvent avec succès à la campagne, quand je manquais de mouches cantharides.

Avec ces richesses, le médecin de campagne intelligent est rarement embarrassé dans des cas pressants, quand il est trop éloigné de la ville pour pouvoir se procurer à temps les remèdes dont il a besoin, puisqu'il trouve sous sa main des plantes dont les vertus médicinales répondent à toutes les indications qu'il a à remplir.

### § 5. Saisons, Température, Vents, Météores aqueux.

L'année ne se partage pas, dans l'Autunois, en quatre saisons régulières et ayant à peu près la durée que leur assigne le calendrier. Le printemps est extrêmement court et on pourrait dire, sans trop d'exagération, qu'il n'existe pas. Il est tardif, et nous passons rapidement des rigueurs de l'hiver aux chaleurs de l'été. Nous ne faisons qu'entrevoir cette saison dont les poètes tracent un si riant tableau.

L'été nous amène brusquement de grandes chaleurs. Elles s'élèvent ordinairement de 18 à 24 degrés Réaumur. M. Ragut, dans la Statistique du département, dit que, d'après des expériences faites pendant cinq années [1], la température d'Autun a été en moyenne,

En hiver, — 2° 4 Réaumur. | En été, + 19°
Moyenne de l'année, 10°

Pendant ce même laps de temps :

La température la plus élevée a été de + 28°
La plus basse a été de — 14°

Le mois de juillet est le plus chaud de l'année. Dès la seconde quinzaine d'août, les chaleurs deviennent plus supportables et les nuits ont déjà de la fraîcheur. Les orages sont très fréquents dans cette saison. Les vieillards affirment qu'ils l'étaient moins autrefois, et qu'ils causaient moins de désastres dans la plaine, lorsque les montagnes qui environnent Autun n'étaient point encore dépouillées de leurs hautes futaies qui arrêtaient et déchiraient les nuages et servaient de conducteurs au fluide électrique.

Ces météores ont un résultat constant, même quand ils ne s'accompagnent pas de grêle : c'est l'abaissement subit de la température. Il n'est pas rare de voir le thermomètre tomber de six à huit degrés dans l'espace de

---

[1] 1er volume, page 14. M. Ragut ne fait connaître ni l'auteur de ces observations, ni l'époque à laquelle elles ont été faites.

deux ou trois heures. Le vent du nord-ouest, appelé communément *Morvanche*, annonce et accompagne cette variation extraordinaire. Dans un pays où, pendant l'été, quelques heures d'une pluie d'orage suffisent pour rafraîchir l'air à ce point, on doit s'attendre à des perturbations violentes et subites dans l'organisme. Il n'est donc pas surprenant que les affections catarrhales, les esquinancies et les rhumatismes aigus ou chroniques, soit articulaires, soit musculaires, y soient plus répandus qu'ailleurs.

L'automne est la saison la plus belle et la plus agréable dans notre climat. Quoique les pluies tombent en assez grande abondance [1], la température en est peu impressionnée, et elle se conserve douce et assez égale. Nous voyons souvent l'*été de la Saint-Martin* se prolonger jusqu'à la seconde quinzaine de décembre ou, du moins, s'il est interrompu par la gelée ou par la neige, ce n'est que pour un ou deux jours seulement. Aussi, les familles qui passent l'été à la campagne ne rentrent-elles en ville qu'à l'époque de Noël, lorsque le froid prend une certaine intensité.

L'hiver est très long, mais il est rarement fort rigoureux.

---

[1] M. Ragut, 1er volume, page 23, dit qu'il résulte d'observations suivies pendant quatre années seulement, que la quantité moyenne annuelle de pluie qui tombe à Autun est d'environ 35 pouces, à Chalon de 25 à 27 pouces; dans la plus grande partie du Louhannais de 36 pouces; et dans les cinq communes de Cuizeaux, Champagnat, Joudes, Flacey et Savigny-en-Revermont de 40 pouces.

Le thermomètre n'atteint guère que le 8ᵉ ou le 10ᵉ degré au-dessous de zéro. L'hiver de 1854 s'est annoncé sous de moins favorables auspices. Il a commencé de bonne heure ; dès les premiers jours de novembre, la neige blanchissait toutes nos montagnes et on ressentait un froid inusité. Nos octogénaires prétendaient que cet hiver débutait absolument comme celui de 1788 à 89, dont le froid a été si excessif que le mercure est descendu à Autun, le 31 décembre, jusqu'au 18ᵉ degré. Heureusement, leurs prévisions ne se sont point réalisées, et, quoique long et rude, l'hiver dernier ne s'est pas fait remarquer par une trop grande rigueur.

Il est à noter que si la neige s'accumule et séjourne longtemps sur nos hautes montagnes, elle fond très promptement dans la plaine, ce qui s'explique par la nature du sol ; nous avons dit qu'Autun est situé sur le terrain houiller. Nous apprenons chaque année, par le récit des voyageurs, que les routes de la Côte-d'Or, du Chalonnais, du Mâconnais et du Bourbonnais, pays qui passent pour être plus tempérés que le nôtre, sont encore couvertes de neige lorsqu'elle a entièrement disparu de notre bassin depuis plusieurs jours.

Les vents dominants, à Autun, sont le nord-est et le sud-ouest qui soufflent dans la direction de la vallée de l'Arroux. Le nord-est et l'est délivrent l'atmosphère de tous les nuages qu'il contient et nous procurent un temps

3

sec, beau et serein. Le vent d'ouest, au contraire, nous
amène presque toujours la pluie. Le sud et le sud-ouest
sont accablants et annoncent le tonnerre, l'orage et la grêle.
Le nord nous donne les fortes gelées ; Autun, placé en amphithéâtre et adossé à une haute montagne qui lui sert de
rempart contre le vent du sud, est pleinement exposé à
son action.

Je ne chercherai pas à défendre le climat d'Autun contre
les reproches qu'on lui fait d'être très inconstant et de favoriser en conséquence le développement des affections
catarrhales et rhumatismales ; mais, je dirai que, malgré
ce désavantage, l'air y est parfaitement salubre. Les personnes qui sont nées à Autun ou qui y sont acclimatées depuis leur enfance sont en général robustes, d'une constitution énergique, et il n'est pas rare de les voir arriver à
un âge avancé sans être sujettes à aucune infirmité. Peu de
villes comptent autant de vieillards frais, alertes et dispos ;
je pourrais citer plusieurs familles qui semblent posséder
un privilège de longévité. Il y a deux ans qu'une demoi-
selle est morte à l'âge de cent un ans. D'après le recensement fait en 1851, il existait alors à Autun cinq nonagé-
naires, cent six octogénaires et trois cent cinquante-un
septuagénaires, sur une population de 11,637 habitants.

### § 6. Productions et Commerce.

On récolte, dans la commune d'Autun, toutes les céréales;
de la navette, du chanvre, des noix et des châtaignes. On

y plante beaucoup de pommes de terre, et depuis quelques années on y cultive en grand la carotte et la betterave pour la nourriture du bétail. On trouve dans nos étangs la châtaigne d'eau, et dans nos montagnes l'airelle ou myrtille, dont le fruit sert à colorer les vins communs et est employé en médecine comme astringent.

La plaine et surtout la partie montagneuse du pays abondent en gibier de toute espèce : perdrix rouge et grise, caille, bécasse, lapin, lièvre, chevreuil et sanglier.

Nos rivières étaient autrefois peuplées d'excellent poisson. On y pêchait fréquemment l'alose et le saumon; mais depuis qu'on a pratiqué des barrages dans la Loire et dans l'Arroux, près de Gueugnon, ils ne peuvent plus remonter jusqu'à Autun. L'Arroux et ses affluents fournissent le brochet, la carpe, la brême, le barbeau, la tanche, la perche, l'anguille, la lotte, et des truites saumonées d'excellente qualité. Seulement, on remarque que les rivières se dépeuplent tous les jours de plus en plus, parce qu'elles sont trop pêchées. Nos ruisseaux nous donnent des écrevisses qui sont très recherchées.

Le principal commerce d'Autun consiste en grains, bois pour le chauffage, bestiaux, cuirs, tapis de Marchaux et toiles communes qu'on y fabrique en grande quantité. Les sabots, jougs et pelles en bois de hêtre font partie aussi de l'industrie autunoise. On expédie, toutes les semaines, à Beaune, Dijon, Chalon-sur-Saône et même à Paris, beaucoup de volaille et de gibier.

Le jardinage est une des branches les plus importantes du commerce autunois. Les villes voisines et les chefs-lieux de canton en exportent, les jours de marchés, des quantités fabuleuses. On le concevra lorsqu'on saura que les jardins existant dans la circonscription des faubourgs offrent une surface de 46 hectares 58 ares 67 centiares, qui ajoutée à celle de 29 hectares 75 ares 67 centiares pour les jardins de l'intérieur de la ville, fait un total de 76 h. 34 a. 31 c.

### § 7. Marchés et Foires.

Il y a tous les jours marché de comestibles. Ce marché a lieu à l'hôtel de ville, à l'exception du vendredi où il se tient sur les places de la Prison et de l'Evêché. Le vendredi est aussi le jour fixé pour le marché des céréales qui est établi sur la place du Champ-de-Mars. Indépendamment du froment, du seigle, de l'orge, de l'avoine, du maïs et du blé noir ou sarrasin qu'on y amène en grande quantité, on voit également sur la place des voitures chargées de bois, de foin, de paille, de pommes de terre, et dans la saison, de fruits, de châtaignes et de noix dont on fait un grand commerce.

Le lait et la crème sont portés à domicile par les laitières qui viennent des campagnes voisines.

Les foires sont au nombre de treize. Les principales sont celle du premier mars, et celle de la Saint-Ladre qui dure quinze jours. Elles sont surtout remarquables par l'abondance du bétail de toute espèce qu'on y conduit. Les plus beaux bœufs gras sont achetés pour l'approvisionnement de Paris. Les bœufs de trait sont vendus en bien plus grand nombre pour les travaux du labourage et pour la conduite des bois et des vins.

Avant 89, la foire de la Saint-Ladre, qui a lieu le premier septembre, offrait un spectacle curieux qui attirait une multitude d'étrangers. Le Chapitre de la Cathédrale prenait alors possession de la ville et rendait la justice pendant trois jours. Pour cette cérémonie, qui avait lieu le 31 août, tous les chanoines montaient à cheval ayant un gros bouquet à la main et ils faisaient ainsi le tour de la ville. Le lendemain, les bourgeois armés et divisés en deux corps simulaient une petite guerre sur la place du Champ-de-Mars, probablement en commémoration de quelque fait d'armes important qui avait été à leur avantage.

Nous possédons sur cette fête un petit poëme macaronique intitulé *Ladralia seu guerra Autunea*, qui ne manque pas de mérite et qui a été composé en 1701 par le père Josselin, professeur de rhétorique au collège d'Autun.

La révolution, en abolissant tous les anciens usages, a enlevé à la foire de la Saint-Ladre presque tout son prestige. La curiosité des étrangers n'étant plus stimulée, ils ont peu à peu négligé d'y venir, et elle avait perdu en grande partie son importance, lorsque M. de Barante, sous-préfet d'Autun, qui prenait un vif intérêt à une ville où il n'avait que des amis, conçut l'idée de lui rendre son ancien lustre. Il réunit les principaux habitants, fit un appel

à toutes les personnes riches qu'il connaissait pour les intéresser à son projet, et leur fit entrevoir la possibilité
d'établir des courses à Autun. Cet idée fut favorablement
accueillie et on fit les démarches nécessaires auprès du gouvernement qui les autorisa en 1844. Peu de temps après,
le nombre des fondateurs dépassa quatre cents et elles
furent déclarées *courses royales.*

Ces courses furent inaugurées par un accident affreux
qui coûta la vie à M. le marquis de Mac-Mahon et plongea
toute la ville dans la consternation et dans le deuil. On ne
peut se dissimuler que la mort d'un des plus ardents et des
plus généreux fondateurs des courses ne leur ait été très
préjudiciable et n'ait arrêté leur essor. Mais le patriotisme
des Autunois est tellement intéressé à ne point laisser tomber cette institution que nos voisins nous envient, qu'il faut
espérer qu'on ne négligera rien pour la maintenir et en
assurer à jamais la possession à la ville d'Autun.

### § 8. Fontaines et Puits.

Les fontaines publiques sont au nombre de cinq ayant
un jet continu : ce sont les fontaines Saint-Ladre, Chaffaud,
de l'Evêché, du Petit-Marché et du Champ-de-Mars. Les
quatre premières ont été établies primitivement par le
Chapitre de la Cathédrale. Aussi sont-elles situées dans
l'enceinte de l'ancien château ou citadelle, dans le tiers
supérieur de la ville. La cinquième est placée dans le tiers
inférieur, sur la place du Champ-de-Mars.

Les fontaines Saint-Ladre, Chaffaud, de l'Évêché et du Petit-Marché étaient autrefois alimentées par huit sources situées sur le versant septentrional des montagnes au pied desquelles la ville est assise. Ces sources sont :

1° Celle de Saint-Claude, qui sort du sommet de la montagne de ce nom.

2° Celle des Broyans.

3° Une autre, située dans un pré aux héritiers Geoffroy.

4° Celle de la rue Creuse.

5° Celle du Salvart.

6° La Fontaine-aux-Renards près de la route de Montcenis, en face du clos du Petit-Montjeu.

7° La fontaine Sainte-Marie, qui a sa source près du château de Rivaux et qui, avant la révolution de 89, appartenait à la communauté dont elle a conservé le nom.

8° Celle de la Mine.

Les cinq premières sources réunissaient leurs eaux dans un réservoir commun, ou château-d'eau, placé au-dessus du faubourg Saint-Blaise, dans un pâtis communal. Les trois dernières viennent aboutir à la grande conduite, au moyen de tuyaux à tubulures.

La fontaine du Champ, adossée au bâtiment du collège, a sa source dans la cave de M. Mouth, à quatre-vingts mètres de distance.

La fontaine Saint-Ladre, placée entre l'église cathédrale et le palais de justice, est un monument d'une rare élégance du temps de la Renaissance. Elle a trois jets avec un vaste bassin dont les eaux peuvent être dirigées à volonté, tant pour l'irrigation et l'entretien de la propreté des rues que pour les cas d'incendie, dans presque tous les quartiers de la ville.

La grande conduite qui mène l'eau aux fontaines publiques en fournit aussi à trois autres fontaines munies de robinets, savoir : à l'évêché, à la prison et à l'abattoir.

Jusqu'à l'année 1808 environ, les eaux des sources arrivaient aux fontaines par des conduits en bois qui furent remplacés, à cette époque, sous l'administration de M. Georges, par des tuyaux en fer fondu. Cette réparation qui avait été entreprise sur une grande échelle par les soins de M. Joubert, alors architecte-voyer, avait eu pour résultat de réunir un volume d'eau si considérable qu'on crut pouvoir abandonner les trois sources des Broyans, du Salvart et de la rue Creuse. Malgré cela, l'eau jaillissait très souvent par un tuyau de ventouse d'environ dix mètres de hauteur, qui était placé au point culminant de la rue Dufraigne, de telle sorte que l'eau qui s'échappait de cette ventouse se dirigeait en partie vers la ville et en partie vers le faubourg Saint-Blaise.

Malheureusement, les fonds dont la ville pouvait disposer pour cette importante opération n'étaient point suffisants. Les travaux de la montagne ne furent point achevés ; les caniveaux ne furent recouverts qu'avec des pierres plates non taillées, mal ajustées, non cimentées, et les intervalles laissés par leurs inégalités furent remplis et bouchés avec de la mousse et de la terre glaise. Depuis cette époque, des dégradations considérables se sont opérées dans les caniveaux. Non-seulement les eaux pluviales ont pénétré dans les conduits, entraînant avec elles les terres et des débris de végétaux, mais encore le volume d'eau a beaucoup diminué.

Il est question, depuis quelques années, de remanier complètement le système de conduite des eaux des différentes sources et d'augmenter le nombre des fontaines jaillissantes ou de créer des bornes-fontaines. Différents projets ont été élaborés dans ce but. Celui qui semble devoir être adopté par le conseil municipal réduirait le nombre des fontaines jaillissantes à quatre et créerait vingt-sept bornes-fontaines; mais l'exécution a dû en être suspendue en présence de l'insuffisance des ressources financières de la ville. Des expériences pour l'établissement des bornes-fontaines sont commencées sur les plans présentés par M. Palluet, architecte-voyer de la ville, et tout fait espérer qu'elles seront couronnées de succès.

En dernier lieu, on a conçu la pensée de réunir aux eaux dont je viens de parler le produit d'une source très abondante, appelée la *Fontaine chaude*. Il est à désirer que ce projet reçoive son exécution, car, sans cette addition, il est douteux qu'on puisse entretenir convenablement toutes les bornes-fontaines et celles à jet continu qu'on a le projet d'ériger.

Indépendamment des fontaines, il existe encore à Autun

une dizaine de puits publics et de pompes qui servent à l'usage des différents quartiers. En outre, presque toutes les maisons sont pourvues de puits dont les eaux sont d'une bonne qualité.

### § 9. Aqueducs.

Les anciens, beaucoup plus prévoyants et plus désireux que nous ne le sommes de prendre toutes les précautions qui peuvent assurer la salubrité publique, n'oubliaient pas d'établir, dans toutes leurs villes, des aqueducs qui les sillonnaient dans tous les sens et dans lesquels venaient se déposer les immondices, eaux ménagères et autres matières en décomposition, que des cours d'eau très abondants, qu'ils avaient soin d'y introduire, entraînaient au dehors. La ville d'Autun, au temps de la domination romaine, en comptait un grand nombre dont la plupart existent encore aujourd'hui, mais qui sont devenus complètement inutiles, étant tous ou encombrés, ou coupés sur plusieurs points par des constructions modernes.

La Société archéologique s'occupe, depuis quelques années, de dresser un plan exact de ce vaste réseau d'aqueducs, monument d'une haute sagesse, dont tous les jours on découvre de nombreux débris.

Pour ne pas m'écarter trop de mon sujet, je me bornerai à emprunter à une Notice remarquable sur *Eumène*, que M. l'abbé *Rochet*, curé de la Madeleine de Tournus, a adressée à la Société d'antiquités d'Autun, quelques passages

relatifs aux aqueducs, qui m'ont paru propres à exciter la
curiosité.

« De tous les monuments d'utilité publique construits
» par les Romains à Autun, les aqueducs sont les seuls qui,
» grâce à leur position conservatrice, puissent être re-
» connus dans leur entier.

» Des légions entières furent employées à construire ou
» à réparer les aqueducs qui étaient destinés à conduire
» dans l'intérieur de la ville des eaux limpides, et les
» égouts qui devaient servir à procurer l'écoulement des
» eaux croupissantes pouvant compromettre la salubrité de
» l'air.

» Le plus important des aqueducs est celui qui amenait
» à Autun les eaux de Montjeu auxquelles on avait réuni,
» par des tranchées et par des conduits souterrains, toutes
» les sources de Saint-Blaise, de la Mine, de Couhard, de
» Montmin, de Brisecou et autres, de telle sorte qu'on ne
» peut accuser *Eumène* d'exagération quand il dit qu'on fit
» venir dans la ville de véritables rivières, *amnes.*

» Quant aux égouts, des fouilles pratiquées à différentes
» époques constatent leur existence. Le plus grand tra-
» versait la ville dans toute sa longueur et conduisait les
» immondices dans la rivière, par une ouverture, obstruée
» aujourd'hui par l'éboulement des murs et des terres, qui
» se trouvait placée entre le pont d'Arroux et celui de Saint-
» Andoche. Une foule de conduits secondaires venaient de
» toutes les directions se vider sous la voûte principale et

» y versaient un volume d'eau suffisant pour la nettoyer. »

### § 10. Tempérament, Caractère, Mœurs des Autunois.

Les Autunois sont en général forts, vigoureux, bien faits et d'une taille au-dessus de la moyenne. Le tempérament sanguin prédomine. Ils ont le visage coloré, la physionomie ouverte, et leur regard annonce la franchise et la bonne humeur. La teinte la plus ordinaire des cheveux est le châtain-foncé. D'un caractère calme et réfléchi, ils sont disposés aux études sérieuses, et la vue des monuments qui parent leur ville dirige leur goût vers la numismatique et l'archéologie. Plusieurs aussi se sont livrés à l'étude de la géologie et de la minéralogie et ils se sont fait un nom dans ces branches des sciences naturelles.

Les femmes se distinguent par leur excellente éducation, leurs manières élégantes et le ton de la bonne compagnie. Leur conversation est vive et spirituelle, et une sage réserve, une politesse exquise n'excluent pas une douce gaieté, ni ces causeries charmantes où l'esprit se montre parfois un peu frondeur sans devenir jamais caustique. La société est agréable, affable et prévenante pour les étrangers. Je citerai pour preuve que beaucoup d'employés du gouvernement, qui ont habité Autun pendant plusieurs années et qui y ont atteint l'âge de la retraite, s'y sont définitivement fixés avec leurs familles et n'ont pas voulu rompre des relations que de bons procédés réciproques avaient rendues précieuses aux uns et aux autres.

La classe ouvrière y est intelligente, honnête et sobre. A part un petit nombre d'ivrognes de profession, on ne lui voit pas donner le spectacle révoltant des vices qu'entraîne l'habitude de la débauche. Elle jouissait d'une certaine aisance, mais la révolution de 1848, en tarissant les sources de la prospérité publique, a amené la gêne dans un grand nombre de ménages. Les jeunes personnes sont ordinairement mises avec goût, et souvent une jolie figure et une physionomie gracieuse font valoir encore davantage l'élégance de leur toilette.

Les habitants des faubourgs d'Arroux, de St-Jean-le-Grand et de St-André forment pour ainsi dire une population à part ; presque tous bons nageurs, pêcheurs et chasseurs, ils mènent un vie très active qui développe leurs forces physiques et donne à leur caractère une énergie brutale qu'on n'observe pas chez leurs compatriotes. Aussi sont-ils plus facilement entraînés par leurs passions ; plus impressionnables et moins éclairés, ils sont plus susceptibles de se laisser séduire et de se livrer à des actes répréhensibles dans les temps de trouble et d'agitation politique.

Un fait qui milite très fort en faveur de la douceur des mœurs des Autunois, c'est qu'il résulte des renseignements qui m'ont été fournis par M. Fériel, procureur de la République, que dans la commune d'Autun il ne se commet pas annuellement un crime qui ressortisse de la juridiction de la cour d'assises. Le nombre des suicides est également très restreint, il ne s'élève pas à un par an.

On trouvera peut-être le portrait que je fais des Autunois trop flatté; qu'on me permette alors d'étayer mon opinion de celle d'Edme Thomas qui, étant Dijonnais, doit être regardé comme un juge tout-à-fait impartial. Je citerai ses propres paroles.[1]

« Ceux qui ont écrit des peuples nous assurent qu'ils
» sont tous sujets à des vices qui leur sont propres :
» l'ivrognerie entache les uns, la chicane les autres, l'ava-
» rice, la vanité, la trahison et la fourberie sont le partage
» de plusieurs. Pour moi, je puis dire que les Autunois ne
» sont point entachés de ces défauts et qu'ils ont soutenu
» sans interruption la réputation que les anciens Gaulois,
» leurs prédécesseurs, se sont acquise de vaillants, de
» généreux et de francs. » Il ajoute un peu plus bas :
» Quant à l'esprit des Autunois, il est subtil et pénétrant.
» Ceux qui les fréquentent en peuvent porter ce témoi-
» gnage sans flatterie. »

### § 11. Costumes.

Le costume des habitants de la ville ne donne lieu à aucune remarque ; il suit toutes les phases de la mode.

Celui des habitants de la campagne est à peu près ce qu'il était il y a soixante ans. Il n'a subi que de bien légè-

---

[1] Histoire de l'antique cité d'Autun, nouvelle édition in 4°, pages 254 et 257.

res modifications. En hiver, ils portent des vêtements faits avec une étoffe grossière de laine grise ou brune qui est fabriquée dans le pays, des bas de laine, des sabots ; un chapeau de feutre à larges bords pour les hommes et une coiffe pour les femmes complètent leur habillement.

En été, les vêtements de laine font place à ceux de fil ou de coton également tissues dans le pays; le chapeau de paille succède au chapeau de feutre et l'on fait l'économie des bas.

Les femmes n'ont pas une coiffure qui leur soit propre comme dans la Bresse et dans le Mâconnais. Le vêtement qui les distingue est une cape noire d'un tissu très serré et presque imperméable qui les couvre de la tête aux pieds.

Autrefois les Morvandeaux, quand ils voyageaient, se mettaient à l'abri de la pluie au moyen d'un manteau de paille absolument semblable à ces espèces de cône dont on se sert pour couvrir les ruches et les défendre de la pluie et d'un soleil trop ardent. Pour les fabriquer, ils prenaient une mèche de glui qu'ils liaient fortement au-dessous des épis et qu'ils plaçaient sur leur tête, en se ménageant une ouverture pour pouvoir se diriger, et dont ils éparpillaient tous les tuyaux autour de leur corps ; cette excellente couverture, qui ne leur coûtait rien, est abandonnée aujourd'hui pour le parapluie beaucoup plus incommode et très peu utile contre le mauvais temps.

# CHAPITRE SECOND.

### STATISTIQUE.

#### § 1er. Mouvement de la Population.

J'ai toujours regardé la commune d'Autun, malgré ses brouillards et ses brusques changements de température, comme un pays très sain. Pour savoir au juste si cette opinion est fondée ou non, je désirais comparer la mortalité la de ville d'Autun avec celle des villes voisines; mais les personnes auxquelles je me suis adressé pour avoir des renseignements ne m'ayant pas répondu, j'ai renoncé à ce projet.

Je me bornerai donc à insérer ici les tableaux des naissances et des décès qui ont eu lieu dans la commune d'Autun pendant les dix dernières années, et d'y joindre les réflexions auxquelles ils pourront donner lieu.

#### § 2. Tableau des naissances de la Ville et de la Commune d'Autun de 1841 à 1850.

| Années. | Enfants légitimes. | | Enfants naturels. | | Totaux. |
|---|---|---|---|---|---|
| | Garçons. | Filles. | Garçons. | Filles. | |
| 1841 | 142 | 143 | 28 | 23 | 336 |
| 1842 | 148 | 157 | 20 | 27 | 352 |
| 1843 | 138 | 142 | 31 | 24 | 335 |
| 1844 | 166 | 141 | 26 | 29 | 362 |
| 1845 | 171 | 136 | 29 | 16 | 352 |
| 1846 | 153 | 138 | 19 | 29 | 340 |
| 1847 | 155 | 117 | 20 | 14 | 306 |
| 1848 | 154 | 128 | 30 | 30 | 342 |
| 1849 | 145 | 143 | 23 | 25 | 336 |
| 1850 | 148 | 134 | 21 | 20 | 323 |
| Total général. | 1520 | 1379 | 257 | 237 | 3393 |

*Nota.* Il résulte de ce tableau :

1° Qu'en moyenne, il naît plus de garçons que de filles dans la proportion de dix à neuf et une fraction.

2° Que les naissances légitimes sont aux naissances illégitimes à peu près comme six est à un.

3° Que le chiffre moyen des naissances pendant dix ans est de 339.

## § 3. Tableau des Décès
### pendant le même laps de temps.

| Années. | Enfants morts-nés. | | Célibataires. | | Mariés ou Veufs. | | Totaux. |
|---|---|---|---|---|---|---|---|
| | Masculins | Féminins. | Masculins | Féminins | Masculins | Féminins. | |
| 1841 | 19 | 17 | 104 | 111 | 54 | 51 | 355 |
| 1842 | 8 | 11 | 65 | 90 | 64 | 85 | 323 |
| 1843 | 18 | 9 | 74 | 93 | 65 | 78 | 337 |
| 1844 | 13 | 16 | 67 | 81 | 51 | 61 | 299 |
| 1845 | 12 | 19 | 79 | 99 | 43 | 63 | 315 |
| 1846 | 17 | 18 | 87 | 89 | 52 | 65 | 328 |
| 1847 | 10 | 14 | 92 | 71 | 81 | 91 | 359 |
| 1848 | 17 | 9 | 73 | 91 | 67 | 60 | 317 |
| 1849 | 19 | 10 | 96 | 80 | 53 | 69 | 327 |
| 1850 | 10 | 15 | 71 | 75 | 55 | 53 | 279 |
| Total général. | 143 | 138 | 808 | 880 | 595 | 676 | 3239 |

Ce tableau donne lieu aux réflexions suivantes :

1° Le nombre des naissances de 1841 à 1850 l'emporte sur celui des décès d'un vingt-deuxième.

2° Contrairement à ce que j'ai observé pour les naissances qui présentent un excédant de garçons sur les filles

4

dans la proportion de dix à neuf, je trouve qu'il meurt plus de femmes que d'hommes dans la proportion presque semblable de onze à dix. Comme les registres de l'état civil ne mentionnent pas les différentes causes de mort, je ne puis dire d'une manière positive à quoi tient cette plus grande mortalité. Je crois cependant pouvoir l'attribuer avec raison à une organisation plus faible, à un système nerveux plus impressionnable, à ce que le développement du corps est souvent contrarié à l'époque de la puberté par les modifications importantes qui s'opèrent alors dans tout l'organisme ; enfin aux affections particulières à leur sexe, affections dont une pudeur mal entendue dérobe souvent la connaissance au médecin pendant un temps assez long pour compromettre la vie des malades.

3° Les enfants morts-nés entrent pour près d'un onzième dans la mortalité générale, ce qui serait vraiment inexplicable si nous ne savions que les femmes du peuple qui, pendant le cours de la gestation, continuent à se livrer à des travaux extrêmement pénibles, accouchent très fréquemment avant terme.

## § 4.

Je terminerai ce qui concerne les naissances et les décès par l'insertion du tableau suivant qui fait connaître la mortalité des habitants de la commune d'Autun, suivant les différents âges, pendant l'année 1850.

| AGES. | HOMMES. | | | | FEMMES. | | | | TOTAL GÉNÉRAL des deux sexes. | | |
|---|---|---|---|---|---|---|---|---|---|---|---|
| | Non mariés. | Mariés. | Veufs. | Total. | Non mariés. | Mariés. | Veuves. | Total. | Masculin. | Féminin. | Total général. |
| Morts-nés. | » | » | » | » | » | » | » | » | 10 | 15 | 25 |
| De 0 à 3 mois. | 5 | » | » | 5 | 13 | » | » | 13 | 5 | 13 | 18 |
| De 3 à 6 mois. | 3 | » | » | 3 | » | » | » | » | 3 | » | 3 |
| De 6 mois à un an. | 5 | » | » | 5 | 4 | » | » | 4 | 5 | 4 | 9 |
| D'un à 2 ans. | 9 | » | » | 9 | 7 | » | » | 7 | 9 | 7 | 16 |
| De 2 à 3 ans. | 6 | » | » | 6 | 3 | » | » | 3 | 6 | 3 | 9 |
| De 3 à 4 ans. | 2 | » | » | 2 | 3 | » | » | 3 | 2 | 3 | 5 |
| De 4 à 5 ans. | 2 | » | » | 2 | » | » | » | » | 2 | » | 2 |
| De 5 à 6 ans. | 1 | » | » | 1 | 1 | » | » | 1 | 1 | 1 | 2 |
| De 6 à 7 ans. | 2 | » | » | 2 | » | » | » | » | 2 | » | 2 |
| De 7 à 8 ans. | » | » | » | » | » | » | » | » | » | » | » |
| De 8 à 9 ans. | » | » | » | » | 1 | » | » | 1 | » | 1 | 1 |
| De 9 à 10 ans. | 2 | » | » | 2 | » | » | » | » | 2 | » | 2 |
| De 10 à 15 ans. | 1 | » | » | 1 | 3 | » | » | 3 | 1 | 3 | 4 |
| De 15 à 20 ans. | 4 | » | » | 4 | 6 | 1 | » | 7 | 4 | 7 | 11 |
| De 20 à 25 ans. | 5 | » | » | 5 | 7 | 2 | » | 9 | 5 | 9 | 14 |
| De 25 à 30 ans. | 7 | 1 | » | 8 | 1 | 1 | 1 | 3 | 8 | 3 | 11 |
| De 30 à 35 ans. | 4 | 5 | » | 9 | 2 | 2 | » | 4 | 9 | 4 | 13 |
| De 35 à 40 ans. | 1 | 2 | » | 3 | » | 2 | » | 2 | 3 | 2 | 5 |
| De 40 à 45 ans. | 3 | 8 | » | 11 | 2 | 2 | » | 4 | 11 | 4 | 15 |
| De 45 à 50 ans. | 2 | 4 | 1 | 7 | » | 1 | 1 | 2 | 7 | 2 | 9 |
| De 50 à 55 ans. | 2 | 4 | » | 6 | 3 | 1 | 1 | 5 | 6 | 5 | 11 |
| De 55 à 60 ans. | 1 | 3 | 1 | 5 | 3 | 3 | 4 | 10 | 5 | 10 | 15 |
| De 60 à 65 ans. | » | 4 | » | 4 | 2 | 3 | 1 | 6 | 4 | 6 | 10 |
| De 65 à 70 ans. | 1 | 3 | 2 | 6 | 2 | 2 | 5 | 9 | 6 | 9 | 15 |
| De 70 à 75 ans. | » | 4 | 2 | 6 | 5 | 1 | 3 | 9 | 6 | 9 | 15 |
| De 75 à 80 ans. | » | 3 | 6 | 9 | 3 | 1 | 6 | 10 | 9 | 10 | 19 |
| De 80 à 85 ans. | » | 1 | 1 | 2 | 2 | » | 2 | 4 | 2 | 4 | 6 |
| De 85 à 90 ans. | 1 | 1 | 3 | 5 | 4 | » | 3 | 4 | 5 | 4 | 9 |
| De 90 à 95 ans. | » | 1 | » | 1 | » | 1 | » | 1 | 1 | 1 | 2 |
| De 95 à 100 ans. | » | » | » | » | » | » | » | » | » | » | » |
| De 100 ans et au-dessus | » | » | » | » | 1 | » | » | 1 | » | 1 | 1 |
| TOTAUX. | 69 | 44 | 16 | 129 | 75 | 23 | 27 | 125 | 139 | 140 | 279 |

*Nota.* L'ignorance complète dans laquelle je suis de la nature des maladies qui ont déterminé la mort, ne me permet pas de tirer de ce tableau aucune induction intéressante pour la science et d'émettre d'autres conclusions que les suivantes :

1° Les décès jusqu'à l'âge de dix ans exclusivement, en y comprenant les morts-nés, s'élèvent à 94 qui font plus du tiers du nombre total des morts.

2° En soustrayant les 25 morts-nés, les dix premières années font le quart de la mortalité générale, malgré les bienfaits de la vaccine.

3° La mortalité la plus grande après celle des dix premières années a eu lieu de 70 à 80 ans.

4° Les plus faibles, à part l'époque de 90 à 100 ans, ont été celles de 10 à 20 et de 80 à 90 qui ne fournissent chacune que quinze morts.

### § 5. Rapports entre la Population et la Mortalité.

D'après le dernier recensement fait en 1851, la population de la commune d'Autun est de 11,997 âmes réparties ainsi qu'il suit :

1° Pour la ville et les faubourgs. . . . . .   10,525
2° Pour la campagne . . . . . . . . . . .   1,472

         Nombre égal. . . . . . . . .   11,997

En consultant le tableau de la mortalité pour les dix dernières années, on voit que le nombre des décès s'est élevé en moyenne à 324, ce qui fait 1 sur 37.

Je ferai remarquer ici que, quoique le chiffre des décès soit fidèlement copié sur les registres de l'état civil, il ne donne pas cependant le tableau réel de la mortalité pour la commune d'Autun ; car il est démontré par les registres de l'hôpital qu'il y meurt annuellement vingt personnes étrangères au pays. Pour avoir la note à peu près exacte de la mortalité, il faut donc tenir compte de cette différence et réduire les décès à 304, ce qui donne alors un mort sur 39.

### § 6. Différence de la Mortalité dans divers Quartiers.

La mortalité n'est pas égale dans tous les quartiers. Je me bornerai à signaler les différences les plus saillantes.

1° La mortalité est moindre dans la partie haute de la ville et plus considérable dans la partie basse. C'est surtout sensible pour les dix rues qui composent Marchaux et pour les faubourgs d'Arroux, de Saint-Jean et de Saint-André. La population de ces quartiers est de 2,530 habitants, et la mortalité est en moyenne de 74 ou de 1 sur 34; tandis que dans le reste de la commune la mortalité n'est que de 230 ou de 1 sur 41.

Cette notable disproportion doit être attribuée à ce que cette partie de la ville renferme les habitations les plus étroites et les plus mal saines, la population la plus pauvre et la plus agglomérée.

2° A l'extrémité des faubourgs d'Arroux et de Saint-Andoche existent deux mares qui, couvertes d'eau en hiver, sont à sec pendant l'été. Les fièvres intermittentes sont endémiques dans les hameaux de la Jenetoye, de la Forge et des Chaumottes qui sont placés dans leur voisinage, et les fièvres pernicieuses y sont très communes.

On devrait conclure de là que la mortalité est très considérable dans ces localités, et cependant le relevé des décès
pour les dix dernières années, prouve qu'elle n'est, en
moyenne, que de 3 pour 207 habitants ou d'un sur 69.

D'où peut venir cette différence tout à l'avantage des populations habitant des lieux très insalubres en apparence ?
J'en donnerai les deux explications suivantes que je crois
justes.

D'abord, ces hameaux étant situés aux portes de la ville,
les secours de la médecine ne se font pas attendre, et on
sait, qu'à part quelques cas exceptionnels, il est rare qu'une
fièvre intermittente bénigne ou pernicieuse se termine par
la mort quand le sulfate de quinine est administré à temps.

En second lieu, les habitants de la Jenetoye et des Chaumottes, lorsqu'ils se sentent gravement atteints ou lorsqu'ils sont dans l'indigence, se font transporter à l'hôpital.
S'ils y périssent, ils sont inscrits sur les registres de l'hospice et viennent augmenter le nombre des décès de la ville
à la décharge des hameaux où ils demeurent.

3° Il me reste à noter un fait remarquable et qui a souvent attiré l'attention de l'autorité. Je veux parler du nombre
de décès vraiment surprenant que fournit annuellement la
congrégation des sœurs de la Retraite chrétienne, plus connues sous le nom de *Sœurs Blanches*. Sur une population
peu variable de 90 personnes, il n'y a pas eu, en moyenne,
dans les dix dernières années, moins de sept décès par an ;
ce qui équivaut à un sur treize.

On a toujours attribué cette mortalité effrayante à l'austé-
rité de leurs règlements, au peu de soin qu'elles prennent
de leur santé et au sacrifice volontaire qu'elles font de leur
vie dans l'espoir d'en être récompensées dans le ciel. J'ai
été chargé par MMgrs de Vichy et d'Héricourt, évêques
d'Autun, de leur faire un rapport sur les causes probables
d'une pareille dépopulation dans une maison composée presque exclusivement de filles jeunes, appartenant ordinairement à la classe ouvrière et par conséquent habituées à la
fatigue.

Après avoir pris tous les renseignements nécessaires, j'ai
acquis la conviction que la mortalité ne dépendait pas de
leur manière de vivre, de leurs pratiques religieuses, ni des
pénitences qu'elles pouvaient s'imposer. Leur habitation
est vaste et bien aérée ; leur nourriture est saine et suffisante ; elles possèdent un grand jardin qu'elles cultivent
elles-mêmes et où elles prennent leurs récréations ; leurs
occupations journalières sont les travaux de l'aiguille et
l'instruction qu'elles donnent gratis à soixante petites filles :
lorsqu'elles sont malades, elles sont placées dans une infirmerie où on leur prodigue nuit et jour tous les soins et tous
les remèdes que leur état peut réclamer ; M. le docteur Lagoutte, médecin recommandable par ses connaissances, son
expérience et son zèle, est abonné avec la communauté et
les visite journellement. Je tiens de lui qu'elles sont l'objet
d'une vive sollicitude et qu'on ne néglige aucun des moyens
qui peuvent les rendre à la santé.

Ce n'est donc point dans le principe de leur association, dans les règles qui les dirigent et dans les devoirs qui leur sont imposés qu'il faut aller chercher la cause de cette mortalité extraordinaire. J'en ai trouvé le véritable motif dans la composition même de cette communauté. La congrégation se recrute principalement de toutes les domestiques faibles, infirmes, atteintes de vices organiques qui, en raison de leur mauvaise santé, ne trouvent pas à se placer et qui, ne pouvant se livrer aux travaux de la campagne et n'ayant pas de parents qui puissent les secourir, viennent se réfugier dans ce couvent où elles sont sûres d'être à l'abri du besoin et de passer sans fatigue le peu de temps qu'elles ont à vivre.

Telle est l'explication que je peux donner d'un fait qui a souvent ému l'opinion publique et qui, en réalité, n'a rien que de simple et de naturel.

### § 7. Enfants trouvés et abandonnés.

L'hôpital d'Autun reçoit, tous les ans, un grand nombre d'enfants qu'on vient y exposer de tous côtés ou qui sont abandonnés. On ne peut se dissimuler que le placement d'un tour à la porte de l'hospice est une ressource pour toutes les personnes qui ont intérêt à céler leur grossesse, et que le moyen sûr et facile qu'il leur offre de se débarrasser sans crime du fruit de leur erreur ou de leur libertinage a pour résultat immédiat d'augmenter le nombre de ces enfants à tel point qu'ils deviennent, pour le départe-

ment, une charge énorme qui écrase son budget. La dépense pour 1851 s'élève à 115 mille francs, et l'arrondissement d'Autun, avec un faible contingent qui lui est fourni
par celui de Charolles, y entre lui seul pour plus de soixante
mille francs. La disproportion de plus de moitié que je
signale entre le nombre des enfants exposés ou abandonnés
appartenant à l'hospice d'Autun et celui que fournissent les
quatre autres arrondissements, tient évidemment à ce que,
non-seulement nos communes, mais encore tous les arrondissements qui nous touchent et qui sont dépourvus de tours,
nous envoient leurs bâtards.

La création des tours est-elle nuisible ou avantageuse ?
Cette question a été longuement débattue au conseil général de Saône-et-Loire en 1848. Les adversaires des tours,
pour obtenir leur suppression, on fait valoir deux motifs
principaux. Ils ont soutenu d'abord que le moyen facile et
à peu près sûr qu'ils offrent aux filles-mères de se soustraire au déshonneur est un encouragement au désordre et
à la dépravation des mœurs. Ils ont fait observer ensuite, et
cette remarque est juste, que les habitants des arrondissements limitrophes apportent leurs enfants à l'hospice d'Autun, ce qui augmente considérablement le nombre des
enfants trouvés à la charge du département.

Les partisans des tours auxquels M. de Lamartine a prêté
son éloquente voix, n'en font pas une question financière,
mais une question d'humanité. Ils ont considéré que leur
établissement prévenait souvent le plus horrible des crimes

et sauvait la vie à beaucoup d'enfants en évitant aux mères
la triste alternative du déshonneur ou de l'infanticide. Ils
ont établi aussi que la suppression des tours n'exercerait
point sur les mœurs l'influence salutaire qu'on veut lui accorder. En effet, pour tous ceux qui connaissent le pouvoir tyrannique des mauvaises passions, qui savent à quel
point le libertinage est répandu dans les campagnes, il n'est
pas douteux que cette précaution et la crainte d'une peine
infamante ne mettraient pas un frein suffisant à l'entraîne-
ment et au désordre où nous ont conduit la prédication des
principes les plus dangereux et le manque de religion. En
conséquence, et jusqu'à nouvelle décision, le tour a été
maintenu.

M. Delmas, préfet de Saône-et-Loire avant 1848, sachant
que la plupart des personnes qui exposent leurs enfants
sont encouragées à le faire parce qu'elles découvrent facilement à quelles mains ils ont été confiés et qu'elles peuvent
en conséquence les voir, les surveiller et même les réclamer
un jour, si leur position le leur permet; M. Delmas, dis-je,
a ordonné qu'il serait fait un échange des enfants trouvés
d'arrondissement à arrondissement, dans l'espoir que les
parents perdant ainsi leur trace et n'ayant plus aucun moyen
de les reconnaître, hésiteraient davantage à s'en séparer.
Il pensait qu'en adoptant cette méthode, les expositions seraient moins fréquentes.

Cette expérience a été tentée en 1846 et 47 et elle n'a pas
eu de résultats avantageux. Elle a failli causer une émeute

dans nos montagnes. Les nourrices, véritablement attachées aux enfants qu'elles avaient allaités et élevés, ne voulaient pas s'en séparer, et beaucoup ont résisté aux ordres de l'autorité. Il a fallu les leur arracher de force : cette séparation s'est faite au milieu des cris et des supplications des enfants, et des menaces et des imprécations de ceux qui étaient devenus leurs parents par l'affection et par l'habitude.

Jusqu'à ce jour, une nouvelle épreuve n'a pas été tentée, et il faut espérer que l'autorité mieux inspirée renoncera à une mesure que je ne crains pas de qualifier d'inhumaine. En effet, les pères et mères nourriciers aiment leurs nourrissons comme s'ils faisaient partie de leurs familles. Ils ne font aucune distinction entre eux et leurs enfants légitimes. Elevés ensemble, couchant ensemble, vaquant aux mêmes travaux, nourris de la même manière, ils vivent comme frères et sœurs, s'en donnent le nom, et rien ne leur apprend, avant l'âge de raison, qu'ils sont étrangers les uns aux autres. La fraternité ainsi bien établie, ils se marient bien souvent entre eux et on voit ces orphelins devenir pères et mères de famille et propriétaires de ces mêmes maisons où ils sont entrés comme enfants abandonnés. Est-il donc étonnant que ceux qui se trouvaient ainsi troublés dans leur bonheur domestique par l'exécution de l'arrêté du préfet, aient fait une résistance désespérée et que l'opinion publique se soit prononcée contre une innovation qui, sans avantage réel, détruisait l'avenir d'une foule de petits infortunés?

Sous un autre point de vue, cette mesure s'est encore

montrée désastreuse, et cette dernière considération que je vais faire connaître suffirait seule pour la faire rejeter à jamais. Elle a eu pour premier résultat un accroissement considérable de mortalité. En effet, en consultant le tableau ci-dessous, on reconnaît qu'en 1846, il est mort 1 enfant sur 4 3/5 dans leur première année ; ce qu'on doit attribuer à ce qu'ils sont restés pendant cinq à six jours à Autun avant d'être remis à des nourrices.

Avant 1848, un médecin de Mâcon, M. Dufour, était chargé de l'inspection générale de tous les enfants trouvés du département. Plus tard, M. le préfet Cerfberr jugea convenable de créer pour ce service deux circonscriptions.

La première comprenant les arrondissements de Mâcon, Chalon, Louhans et une partie du Charollais, continua d'être confiée à M. Dufour. La seconde formée de l'autre partie de l'arrondissement de Charolles et de celui d'Autun, a aujourd'hui pour inspecteur M. le docteur Rérolle, notre confrère.

On verra par le tableau suivant, dont les éléments m'ont été fournis par M. Seguenot, secrétaire de l'administration de l'hospice, et qui comprend les onze dernières années, que, dans ce court espace de temps et malgré une mortalité effrayante, le nombre des enfants à la charge du département a doublé dans l'arrondissement d'Autun. On peut prévoir que, pour mettre un terme à cette progression toujours croissante, le Conseil général sera forcé ou d'abolir le tour de l'hospice d'Autun, ce que je regarderais comnie un grand malheur, ou de solliciter du gouvernement l'établissement de tours semblables dans les départements voisins. Si cette mesure était généralement adoptée, chaque département aurait à supporter les charges qui lui seraient personnelles et la dépense se trouverait plus également répartie.

Tableau des Enfants trouvés et abandonnés de l'Hospice d'Autun.

| ANNÉES. | Restant au 1er janvier. | ENFANTS trouvés. | | Enfants abandonnés. | TOTAL. | Décès d'enf. trouvés. | | Décès d'enfants abandonnés. | Sortis pour n'être plus à la charge du département. | Envoyés à Cluny. | Total des radiations. | Restant au 31 décembre. |
|---|---|---|---|---|---|---|---|---|---|---|---|---|
| | | Exposés à Autun. | Voeux de Cluny. | | | Dans leur 1re année. | Autres âges. | | | | | |
| 1841 | 339 | 105 | » | » | 444 | 16 | 18 | » | 16 | » | 50 | 394 |
| 1842 | 394 | 106 | 1 | 1 | 502 | 20 | 36 | » | 11 | » | 67 | 435 |
| 1843 | 435 | 114 | » | 2 | 551 | 20 | 17 | 1 | 23 | » | 61 | 490 |
| 1844 | 490 | 113 | » | 13 | 616 | 17 | 26 | 1 | 15 | » | 59 | 557 |
| 1845 | 557 | 114 | » | 16 | 687 | 26 | 27 | 2 | 43 | » | 98 | 589 |
| 1846 | 589 | 135 | 79 | 20 | 823 | 51 | 52 | 2 | 94 | 81 | 280 | 543 |
| 1847 | 543 | 118 | 24 | 21 | 706 | 23 | 24 | 5 | 51 | 19 | 125 | 581 |
| 1848 | 581 | 131 | 2 | 18 | 732 | 18 | 54 | 5 | 35 | » | 112 | 620 |
| 1849 | 620 | 160 | » | 27 | 807 | 29 | 26 | 7 | 50 | » | 112 | 695 |
| 1850 | 695 | 98 | » | 31 | 824 | 17 | 37 | 6 | 35 | » | 95 | 729 |
| 1851 | 729 | 124 | » | 21 | 874 | 26 | 25 | » | 51 | » | 102 | 772 |

Au 1er octobre 1851.

Ce tableau nous apprend qu'il meurt, terme moyen, dans la première année un enfant trouvé et abandonné sur six. A quoi tient cette mortalité extraordinaire? On ne peut en accuser la petite-vérole, puisque tous ces enfants sont

soigneusement vaccinés et que d'ailleurs cette maladie ne
paraît plus dans nos campagnes qu'à de longs intervalles.
On ne peut non plus en trouver une explication suffisante
dans les épidémies de rougeole, de scarlatine ou d'affections catarrhales qu'on voit régner principalement sur les
enfants pendant le prinptemps et l'automne, puisqu'elles
atteignent également les âges plus avancés, qu'elles sont
généralement peu graves et qu'elles font peu de victimes.

Je suis convaincu qu'on doit l'attribuer à ce qu'on apporte souvent ces enfants de très loin ; que pendant le
voyage, qui a lieu aussitôt après leur naissance, ils sont
saisis par le froid; qu'on néglige de leur donner aucune
nourriture ; que surtout ils ont à souffrir, pendant plusieurs heures, des précautions que l'on prend pour les soustraire à la vue et pour empêcher que leurs cris soient entendus et éveillent l'attention des personnnes que l'on rencontre. Ces petits malheureux arrivent à Autun dans un tel
état d'épuisement et de débilité, qu'il n'est pas surprenant
qu'ils succombent en grand nombre. Cette opinion ne m'est
pas personnelle ; je sais qu'elle est aussi celle de M. Rérolle.

### § 8. Hôpital St-Gabriel.

Dans le siècle dernier il y avait deux hôpitaux à Autun :
l'hôpital St-Antoine et l'hôpital St-Gabriel, seul existant
aujourd'hui.

L'hôpital St-Antoine, fondé vers 1625 dans l'emplacement du grand-séminaire actuel, était administré par des sœurs vivant sous la règle de St Augustin et qui étaient presque toutes originaires de la ville.

Cette maison perdit de son importance après l'établissement de l'hospice St-Gabriel. En 1764, M. Desplaces, vicaire général, consulta une commission dont mon grand-père, Antoine Guyton, médecin du roi, et M. Tripier, chirurgien, faisaient partie. La conclusion du rapport fut qu'il fallait supprimer cet hôpital dont le service ne se faisait plus qu'incomplètement, parce que les religieuses étaient presque toutes invalides.

En 1782, les 24 malades entretenus dans cette maison furent transférés à l'hospice St-Gabriel. Les bâtiments furent cédés au petit-séminaire et sont devenus, en 1802, la propriété du grand-séminaire qui y est établi depuis cette époque. La chapelle fut donnée avec d'autres valeurs à la fabrique de St-Pancrace, à la condition d'y construire une église neuve pour la paroisse ; cette église, qui ne fut pas achevée, a été démolie après la révolution, et c'est sur son emplacement qu'a été élevée la maison occupée actuellement par M. de Laplanche. Les autres biens furent attribués à l'hospice St-Gabriel.

Ce dernier hôpital a été fondé par M. de Roquette, qui en a confié le soin aux sœurs de la Charité de St-Vincent de Paul qui le desservent encore aujourd'hui.

C'est un vaste et bel édifice, qui est situé au bas de la place du Champ-de-Mars avec laquelle il communique par une avenue qui aboutit à la porte de la chapelle. Il se compose d'un corps de bâtiment de 69 mètres 60 centimètres de longueur, ayant trois ailes parallèles, encadrant deux cours intérieures assez étendues. L'aile du milieu est entièrement occupée par l'église; celle du midi a été bâtie en 1826 ; elle a complété et régularisé l'édifice qui était resté inachevé. Cette construction a permis de loger les malades plus commodément et plus sainement, de créer de nouveaux lits que des dotations récentes rendaient indispensables.

Pendant les guerres de la révolution, alors que les militaires français et étrangers encombraient les hôpitaux, on a établi un plancher au-dessus de la chapelle et on s'est procuré par ce moyen une salle qui contient vingt-deux lits. Il est question aujourd'hui de la supprimer et de rendre à l'église sa première forme. Pour y suppléer, l'administration se propose de faire bâtir une aile nouvelle qui permettra de recevoir un plus grand nombre de malades.

Les salles sont à deux rangs de lits suffisamment espacés. Comme elles occupent toute la profondeur du corps de bâtiment, elles ont des croisées opposées qui s'ouvrent les unes sur le jardin et les autres sur les cours intérieures qui, comme je l'ai dit, sont très vastes. Néanmoins, il serait à désirer qu'il y eût des vasistas au niveau du carrelage pour que la ventilation s'opérât également bien dans toutes les parties des salles. Presque tous les lits sont en fer.

L'hôpital a des dehors très étendus. Ses jardins sont immenses et ne sont bornés, au nord-est et à l'est, que par les murs de la ville. Il a deux issues principales : l'une sur la place, dont j'ai déjà parlé, et l'autre près de la promenade des Marbres. Il renferme dans son enceinte un établisse·ment de bains qui contient quatre baignoires, un petit bâti-ment isolé où l'on dépose les cadavres et une très belle buanderie placée dans le jardin.

Une source, qui ne tarit jamais et qui est située dans un pré au-dessous de la source de la Mine, procure à l'hôpital une eau de très bonne qualité. Non-seulement elle suffit à tous les besoins de la maison, mais encore elle alimente une fontaine à robinet placée dans la cour du midi et qui coule constamment.

L'hôpital possède un tour où l'on dépose, en moyenne, tous les ans cent vingt enfants. Il a un cimetière particulier séparé par un chemin de celui de la ville.

Le personnel de l'hospice est composé comme il suit :

| | |
|---|---|
| Religieuses | 13 |
| Aumônier | 1 |
| Domestiques mâles | 3 |
| Domestiques femelles | 3 |
| Total, | 20 |

Le service médical comprend :

| | | |
|---|---|---|
| Un médecin en chef, | — | M. Lagoutte. |
| Un médecin en second, | — | M. Carion. |
| Un chirurgien, | - - | M. Grillot. |

5

Je n'ai que des éloges à donner à la manière dont l'hôpital est tenu sous la direction de sa digne supérieure, Madame Dupeyrou. La cuisine, la lingerie et la pharmacie ne laissent rien à désirer sous le rapport des soins et des précautions les plus minutieuses pour que les aliments et les médicaments soient convenablement préparés, j'ajouterai même, sous le rapport d'une recherche qu'on ne rencontre guère que dans les maisons les plus riches. Les salles de malades sont remarquables par leur extrême propreté. Les malades eux-mêmes n'ont qu'à se louer de la nourriture qui est suffisante et de bonne qualité, de la manière dont ils sont servis, du zèle et du dévouement affectueux des saintes sœurs auxquelles ils sont confiés.

Les revenus ordinaires et certains de l'hospice varient de trente-cinq à quarante mille francs. On espère que les legs, dons et fondations s'élèveront, pour 1851, à près de vingt mille francs. C'est avec ces faibles ressources qu'il doit subvenir aux charges énormes qui pèsent sur lui.

1° Il existe une fondation de 24 lits pour 24 vieillards des deux sexes qui sont admis pour le reste de leur vie. Aujourd'hui, en raison de la misère qui règne dans nos faubourgs, on compte seize vieillards et vingt vieilles femmes.

2° Une autre fondation de soixante lits destinés à trente petits garçons et à trente petites filles qu'on conserve jusqu'à ce que ces enfants aient appris un métier et aient atteint l'âge de pouvoir gagner leur vie.

3° L'hôpital a, en outre, 21 lits pour les hommes malades, 13 lits pour les femmes, 14 pour les militaires et 5 destinés aux voyageurs.

Il a été question, il y a peu d'années, de construire dans les jardins mêmes de l'hôpital une maison centrale de détention pour les aliénés du département de Saône-et-Loire qui est, pour cet objet, tributaire du département de l'Ain. Il est très fâcheux que ce projet ait été abandonné sans autre motif connu que celui de la dépense, car il offrirait des avantages incontestables.

Je joins ici le tableau des malades qui ont été traités à l'hospice depuis 1841 jusqu'à 1850 inclusivement, en prévenant que les 24 vieillards, les 60 enfants, les sœurs, les préposés et servants qui ont pu se trouver malades pendant cette période de dix années ne sont pas compris dans les chiffres ci-dessous.

| ANNÉES. | Malades du sexe masculin. | MORTS. | Malades du sexe féminin. | MORTS. | Militaires. | MORTS. |
|---------|---------|--------|---------|--------|---------|--------|
| 1841 | 343 | 18 | 80 | 14 | 119 | » |
| 1842 | 307 | 19 | 86 | 18 | 140 | » |
| 1843 | 321 | 14 | 107 | 15 | 84 | » |
| 1844 | 189 | 19 | 89 | 11 | 81 | 2 |
| 1845 | 293 | 21 | 105 | 26 | 39 | 2 |
| 1846 | 276 | 17 | 95 | 15 | 45 | » |
| 1847 | 406 | 29 | 114 | 18 | 105 | 3 |
| 1848 | 469 | 24 | 100 | 14 | 183 | 3 |
| 1849 | 240 | 20 | 93 | 9 | 284 | 14 |
| 1850 | 290 | 22 | 95 | 12 | 160 | 1 |
| TOTAUX. | 3134 | 200 | 964 | 152 | 1240 | 25 |

Il résulte de ce tableau :

1º Que, déduction faite des militaires, le nombre des,

hommes qui entrent à l'hôpital est à celui des femmes comme 3 1/4 sont à un.

2° Que les décès chez les malades civils sont très considérables, puisqu'ils se trouvent en moyenne de 1 sur 6 1/3 chez les femmes et de 1 sur 15 2/3 chez les hommes. Cette mortalité ne paraîtra pas extraordinaire si l'on réfléchit que la population de l'hospice se compose des habitants les plus malheureux des faubourgs et de la campagne; que ces gens éprouvent une grande répugnance pour l'hôpital et qu'ils ne consentent à s'y laisser transporter que lorsque des accidents graves mettent leur vie en danger, ou lorsque des maladies longues ont épuisé leurs ressources et ne leur laissent plus aucun espoir de guérison. C'est dans ces circonstances défavorables et quand il ne reste plus rien à faire au médecin, que la plupart arrivent à l'hôpital. Il est donc naturel que la mortalité y soit relativement plus considérable que dans la ville.

3° Que les décès sont au contraire très rares chez les militaires. Pendant les années 1841, 42, 43 et 46, il n'y a pas eu parmi eux un seul mort. En 1849, lorsque la garnison se composait d'un bataillon entier, il y a eu à la vérité quatorze décès, et malgré cela la mortalité n'a été que d'un soldat sur 49 3/5. Il est facile de donner l'explication de cette différence notable de mortalité entre les malades civils et militaires. Autun est un lieu d'étapes très fréquenté. Tous les militaires, soit en corps, soit isolés, qui se rendent de l'est à l'ouest et réciproquement passent par notre ville.

Indépendamment des malades que peut fournir la garnison, l'hospice reçoit un grand nombre de soldats qui y sont admis pour se reposer pendant deux ou trois jours, ou qui, ayant les pieds blessés, y entrent pour obtenir la voiture. Ces hommes, qui ne sont pas malades et qui ne font, pour ainsi dire, que toucher barre, établissent une balance trompeuse tout à l'avantage de la troupe.

### § 9. Bureau de bienfaisance et Maison de charité.

En 1701 Mgr de Senaux, neveu de Mgr de Roquette, établit dans la rue Piollin une maison de charité pour les secours à donner à domicile aux familles nécessiteuses. Cette maison qui existe toujours fut confiée dans le principe aux sœurs de Saint-Vincent-de-Paul, et on les désignait sous le nom de *Sœurs grises* ou de *Sœurs de la marmite*. L'aumône générale instituée par M. le chanoine *Benoit* consistait en 1,500 livres de pain qu'on distribuait toutes les semaines aux pauvres.

Fermée pendant la révolution, cette maison a été rouverte en 1802. Les sœurs de St-Vincent-de-Paul ont été remplacées par celles de la Charité de Nevers qui sont chargées de visiter les malades pauvres, de porter les secours à domicile et de distribuer les dons du bureau de bienfaisance à tous les indigents domiciliés depuis cinq ans dans la commune d'Autun.

La maison de Charité se compose de huit sœurs et d'une surnuméraire.

A ces religieuses s'adjoignent douze dames de la ville qui
se sont partagé les différents quartiers, vont aussi voir les
malades, visitent les ménages pour pouvoir connaître par
elles-mêmes leurs besoins, et se chargent de faire en leur
faveur des quêtes annuelles dans toute la ville. Sur leurs
renseignements, les administrateurs du bureau de bienfaisance jugent du degré de misère qui afflige toutes ces familles et déterminent la quote-part de chacune aux aumô-
nes qu'ils peuvent répandre.

Les charges de ce bureau sont immenses. Il secourt annuellement trois cents familles représentant de douze à
quinze cents individus, et il possède à peine quatorze mille
francs de rentes annuelles. On remarque que les quêtes à
domicile et dans les églises diminuent chaque année. Eh
bien ! c'est avec cette faible somme que les sœurs de la
Charité ont assisté, en 1850, sept-cent-soixante-neuf malades, de remèdes, bouillon, pain, vin, viande, riz, etc.

Elles ont distribué :

1° Pain blanc pour les malades,            220 kilog.

2° Pain bis-blanc pour malades et infirmes, 5,555

3° Pain de seigle,                        19,260

4° Blé donné en détail,                   400 d. d.

5° Graisse et beurre,                     276 kilog.

6° Sel,                                    276

7° Viande,                                 650

8° Fagots,                                 400

9° Houille,                                30 hect.

10° Mottes, 24,350

11° Remèdes, sans compter les eaux distil-
lées et les simples, pour 700 fr.

12° Enfin pour loyers, linge et habillements 1,000

Indépendamment de ces bienfaits que le bureau de bienfaisance verse chaque année sur la classe nécessiteuse, les
vénérables sœurs de la Charité ont établi un ouvroir où
vingt jeunes filles viennent apprendre à travailler, et une
école gratuite qui est fréquentée par 130 petites écolières.

Avant la création des médecins cantonnaux, deux médecins étaient attachés au bureau de bienfaisance et donnaient gratuitement leurs soins aux indigents. Maintenant
MM. Carion et Roizot, nommés médecins du canton d'Autun,
sont chargés de remplir cette charitable mission.

### § 10. Consommation.

Je ne puis faire connaître qu'approximativement la quantité de blé, seigle et froment, qui se consomme annuellement
dans la commune d'Autun. On est généralement d'accord
qu'il faut deux doubles-décalitres par mois pour chaque
individu. En partant de ce principe, la consommation en
blé s'élèverait pour la commune à 4,798 hectolitres, et
pour la ville à 4,210.

Je n'ai non plus aucune donnée sur la proportion dans
laquelle les légumes secs et les pommes de terre entrent
dans l'alimentation des habitants. Elle doit être très considérable, car ces substances forment la base de la nourriture

du peuple et on les retrouve aussi sur la table des riches.

Voici le tableau-exact de toutes les marchandises soumises aux droits d'entrée qui ont été introduites et consommées dans la ville d'Autun, pendant l'année 1850.

**Relevé des registres de l'Octroi municipal en 1850.**

| NATURE DES DENRÉES | POIDS ET MESURES | QUANTITÉS | |
|---|---|---|---|
| **BOISSONS** Vin | Hectolitres | 17,056 | 39 |
| Alcool | — | 233 | 96 |
| Bière | — | 696 | 71 |
| Vinaigre | — | 98 | 85 |
| **COMESTIBLES** Bœufs | Têtes | 180 | |
| Vaches | — | 200 | |
| Veaux | — | 3,883 | |
| Cochons | — | 3,042 | |
| Moutons | — | 4,593 | |
| Chèvres | — | 239 | |
| Viande dépecée | Kilogrammes | 3,465 | |
| **FOURRAGES** Foin | Myriagrammes | 116,829 | |
| Trèfle | — | 6,462 | |
| Paille | — | 54,160 | |
| Avoine | Hectolitres | 9,412 | 70 |
| **COMBUSTIBLES** Bois à brûler | Stères | 12,746 | 05 |
| Pelards et ételles | Chars | 952 | |
| Fagots | | 153,230 | |
| Mottes | | Un million | |

*Nota.* La houille n'étant pas taxée, j'ignore combien on en consomme d'hectolitres par an ; ce doit être considérable, car l'usage en est devenu général dans les établissements publics, dans les fabriques et manufactures et dans un grand nombre de maisons particulières.

### § 12. Sapeurs-Pompiers.

La compagnie de sapeurs-pompiers a un effectif de 65 hommes, officiers compris, qui peut être porté à cent par l'adjonction de vingt vétérans et de quinze aspirants. Elle possède deux pompes, nouveau système, dont une attelée, et tout le matériel nécessaire.

Composée d'hommes intelligents, braves et honnêtes, elle est disposée à rendre les plus grands services au pays, soit dans sa spécialité, soit comme garde d'élite pour maintenir la tranquillité publique.

Le service des sapeurs-pompiers est, à proprement parler, une œuvre de dévouement. Pour créer entre eux des liens de confraternité, on a établi une caisse de secours mutuels alimentée par une cotisation mensuelle et une allocation de la ville. Son fonds suffit à payer le traitement annuel d'un médecin et les médicaments nécessaires tant aux pompiers qu'à leurs femmes et à leurs enfants. En outre, des secours temporaires sont accordés, sur la décision du conseil de famille, à ceux des membres de la compagnie qu'une maladie prolongée a mis dans la gêne.

# Troisième Section.

---

## PARTIE HYGIÉNIQUE.

---

Quemadmodùm sanitas omnium
rerum prætium excedit, omnis-
que felicitatis fondamentum est,
ità scientia vitæ ac sanitatis tuen-
dæ, omnium nobilissima, omni-
busque hominibus commenda-
tissima esse debet.

(HOFFMANN.)

### § 1. Conseil d'Hygiène de l'arrondissement d'Autun.

Les Conseils d'hygiène et de salubrité publiques ont été
institués par la loi du 18 décembre 1848. Celui de l'arrondissement d'Autun n'a été installé que le 6 juillet 1849.
L'apparition du choléra à cette époque et sa propagation
rapide décidèrent l'autorité à mettre de suite en vigueur
une institution qui, dans ces tristes circonstances, devait
rendre de grands services.

Plusieurs jours avant que le Conseil d'hygiène fût légalement constitué, M. le sous-préfet et M. le maire avaient
jugé convenable de convoquer tous les médecins, pharmaciens, vétérinaires et architectes pour aviser aux moyens
à prendre pour prévenir l'envahissement du choléra qui

avait paru à Château-Chinon, ville située à 37 kilomètres
d'Autun. Des visites furent faites dans la ville et dans les
faubourgs ; partout les ordres les plus précis furent donnés
pour assainir les maisons, entretenir la propreté des cours
et des rues et faire disparaître toute cause d'insalubrité.
Ces ordres furent exécutés avec empressement par les habitants qui se firent un devoir de se conformer au vœu de
l'autorité.

A cette même séance, MM. les docteurs Valat et Roizot
offrirent de se rendre à Château-Chinon pour étudier la nature et la marche du choléra qui faisait de grands ravages
dans un des quartiers de la ville, et savoir des médecins quel
était parmi les traitements qu'ils avaient employés celui
qui avait obtenu le plus de succès. Leur offre fut acceptée,
et quelques jours après M. Valat présenta au Conseil d'hygiène un rapport détaillé sur cette épidémie, rapport qui fut
ensuite adressé à l'Académie de médecine qui l'a renvoyé
à la commission du choléra.

Le conseil d'hygiène est composé comme il suit :

MM. le Sous-Préfet, président.

    Rey, maire d'Autun.

    Docteur Guyton, vice-président.

    —    Valat, secrétaire.

    —    Lagoutte, médecin de l'hospice.

    —    Carion, médecin cantonnal et des épidémies.

    —    Rérolle, médecin des enfants trouvés.

    Berger père, pharmacien.

MM. André, médecin-vétérinaire.

Méaux, président du tribunal de 1re instance.

Laureau,  
De Fontenay,  } membres du conseil municipal.

Roidot-Marillier, architecte.

A peine le Conseil était-il entré en fonctions, qu'une épidémie de dyssenterie muqueuse adynamique envahissait la commune de Roussillon, située à 18 kilomètres d'Autun. Il fut décidé que les cinq médecins qui faisaient partie du Conseil se rendraient alternativement sur les lieux, de deux en deux jours, pour visiter et soigner les malades. Cette honorable mission fut religieusement exécutée jusqu'à la disparition de la maladie. Il est à présumer que cette mesure a contribué à abréger sa durée et à diminuer sa gravité.

Cette dyssenterie fut éminemment contagieuse et elle a été plus meurtrière que le choléra de Château-Chinon, puisqu'à Roussillon, sur deux cents malades et une population de 1,689 habitants, il a péri trente-cinq personnes ; tandis qu'à Château-Chinon, sur le même nombre de malades et une population de 3,500 âmes, il n'en est mort également que trente-cinq. M. Valat, réunissant et mettant à profit tous les documents qui lui ont été fournis par ses confrères, a rédigé un rapport détaillé de cette épidémie.

Ce rapport a été adressé à M. le préfet et à l'Académie de médecine, où M. le docteur Gauthier de Claubry en a fait l'éloge dans la séance du 10 décembre 1850.

Depuis cette époque, le Conseil d'hygiène a toujours travaillé avec zèle. Il s'est occupé de questions importantes qui intéressent particulièrement la salubrité publique. Indépendamment de plusieurs rapports sur l'institution et sur les travaux des médecins cantonnaux, sur les avantages ou les inconvénients que pouvaient offrir la création d'établissements réputés insalubres, sur les améliorations à introduire dans la construction des logements destinés aux ouvriers, il a adressé, dans l'espace de deux ans, au conseil départemental, des mémoires :

1° Sur la prostitution et sur les moyens d'en prévenir les funestes conséquences.

2° Sur le meilleur mode de confectionner les listes d'indigents dans les communes.

3° Sur les devoirs du médecin.

4° Sur la maison d'arrêt d'Autun et la nécessité de la reconstruire en entier.

5° Sur la carie du blé, les inconvénients qui peuvent résulter de l'emploi du blé avarié comme aliment et les moyens d'y remédier.

6° Sur l'utilité de l'établissement de bains publics et gratuits pour maintenir la santé.

7° Sur le goître endémique de la rue du Petit-Puits du faubourg Talus d'Autun.

( Ce mémoire de M. Valat est en ce moment entre les mains d'une commission à l'Académie nationale de médecine.)

8° Enfin, le Conseil, sur la demande expresse de M. le préfet Leroy, s'occupe en ce moment de la rédaction d'un manuel d'hygiène mis à la portée des classes laborieuses et qui sera suivi d'une courte instruction sur les premiers secours à donner dans les maladies les plus simples, comme les affections catarrhales, les hémorrhagies, les blessures légères, ou dans les cas d'asphyxie, d'empoisonnement, d'hydrophobie, etc., en attendant l'arrivée du médecin.

Ces différents mémoires ont attiré l'attention du Conseil central d'hygiène de Mâcon. M. le docteur Bouchard, son secrétaire, en a parlé avec bienveillance à la fin de son remarquable rapport sur les travaux de la médecine cantonnale, dans le département de Saône-et-Loire, pour les années 1848, 49 et 50.

### § 2. Qualité des Eaux.

En traitant de la nature des eaux dont on fait usage à Autun, je me tairai sur leur analyse quantitative qui n'est pas d'un intérêt majeur pour le travail dont je m'occupe. Je ferai mention seulement de leur analyse qualitative qui, sous le rapport hygiénique, est un des points les plus importants de ce mémoire.

Les eaux dont nous nous servons sont de deux espèces. Les unes prennent leur source dans les montagnes qui dominent Autun. Elles sont conduites, au moyen de tuyaux en bois, en plomb ou en fonte, dans les quatre fontaines qui alimentent le haut de la ville, dans les principaux établissements et dans quelques maisons particulières. Les autres proviennent des puits qui sont très nombreux. La fontaine du Champ doit être rangée dans cette catégorie.

MM. Berger père et fils, Villedey et Duchamp, pharma-ciens, s'accordent à regarder les eaux qui proviennent de la montagne comme chimiquement pures et pouvant, au besoin, remplacer pour les usages pharmaceutiques l'eau distillée. Elles ne contiennent point de sulfates ni de car-bonates de chaux. Elles ne renferment que des traces à peine sensibles de chlorure de magnésium et d'azotate de po-tassium. L'eau de la source dite du *Berlingot* contient une très faible quantité d'acide carbonique libre, qu'on ne re-trouve pas dans la fontaine de Rivaux qui en est voisine et qui fournit de l'eau au couvent des Visitandines et à la maison de M. de Thy.

Ces eaux sont d'une limpidité parfaite et d'une saveur franche et agréable. Elles rendent la digestion facile et elles ne fatiguent pas l'estomac ; elles conviennent parfaitement à tous les usages domestiques. Elles dissolvent très bien le savon et favorisent la coction de la viande et des légumes. Elles pourraient être employées dans les fabriques de toiles peintes, dans les papeteries et dans les blanchisseries.

Quoiqu'il s'en faille bien que les eaux de puits soient aussi pures et quoiqu'elles contiennent en assez grande quantité des sels calcaires à l'état de sulfates, de carbona-tes, de chlorures et parfois des traces assez notables de matières organiques; néanmoins, nous pouvons affirmer qu'en général elles ne sont pas mal saines, qu'elles sont potables et que souvent même elles ont une saveur aussi agréable que celle des eaux qui nous viennent de la montagne. Cette innocuité tient sans doute à ce que l'eau de la plupart de nos puits contient de l'acide carbonique libre en assez grande quantité pour rougir à l'instant même la teinture de tournesol. L'existence de cet acide lui donne, à un moindre degré il est vrai, les qualités légèrement stimulantes de l'eau de Seltz qui contrebalancent et annihilent l'action débilitante des sels terreux.

Si l'usage de cette eau n'est pas nuisible comme boisson, il ne faut pas en conclure qu'elle est également propre à la cuisson des aliments. Elle donne par l'évaporation un dépôt calcaire qui rend le bouillon nébuleux et durcit la viande et les légumes, tandis que l'eau de la montagne convient également pour l'un et l'autre objet.

Tous les puits de la ville ne fournissent pas une eau potable en toute saison. Pour preuve de ce fait, je citerai notamment, dans l'intérêt de la salubrité, ce qui arrive au puits du Champ plusieurs fois par an. Lors des grandes averses l'eau devient trouble, jaunâtre, d'une odeur désagréable et d'une saveur repoussante ; en un mot, l'eau cesse d'être potable pendant un certain temps. Il est probable que l'eau des égouts qui passent à proximité de ce puits y pénètre, dans les temps d'orage, par des fissures qu'il serait facile de fermer en faisant quelques travaux bien ordonnés autour de son enceinte. M. Berger, pharmacien, membre du Conseil d'hygiène, a l'intention de soumettre cette question au conseil municipal, si le projet d'établir dans tous les quartiers des bornes-fontaines ne reçoit pas une prompte exécution.

Il est également notoire que, dans le pâté de maisons circonscrit par les rues aux Cordiers, St-Saulge et de la Terrasse, qui ne renferme pas de jardins et où les habitations n'ont que des cours très resserrées, l'eau des puits est d'un goût détestable ; elle ne peut servir aux usages culinaires. Cela vient de ce que, dans les temps pluvieux, les eaux ménagères et les immondices qui sont déposées dans ces cours, filtrent à travers les terrains, pénètrent dans les puits dont les revêtements sont construits en pierres sèches, et en corrompent l'eau.

Je citerai un dernier fait, parce qu'il a eu un certain retentissement. Il s'agit du puits situé dans la maison Dudeffand qui servait de caserne l'année dernière. Les soldats, qui tiraient de ce puits l'eau nécessaire pour préparer leur nourriture, se plaignaient non-seulement du mauvais goût de leurs aliments, mais encore de dérangements d'estomac continuels. M. Berger, chargé par le commandant de la garnison de l'analyse de cette eau, s'étant assuré qu'elle contenait des sels calcaires en très grande proportion, et de plus des matières animales en décomposition, ordre fut donné aux soldats de prendre, à l'avenir, leur eau à la fontaine du Champ ; et à dater de ce moment les divers accidents qu'ils éprouvaient ne se sont pas reproduits.

M. Dupasquier, professeur de chimie à Lyon, pose en

principe, dans un mémoire qu'il a publié sur les eaux potables : « Que leur salubrité n'est pas en raison directe
» de leur pureté, et que les eaux les plus pures sont loin
» d'être les meilleures pour les usages hygiéniques. Il
» ajoute que, jusqu'à présent, on a placé tous les sels cal-
» caires parmi les substances qui sont nuisibles, et que cette
» opinion est au moins erronée à l'égard du carbonate
» de chaux qui, dissous à l'état de bicarbonate, exerce une
» action utile quand ces eaux sont employées comme bois-
» son. »

Je ne puis penser, comme le célèbre professeur, que les
eaux les plus pures sont loin d'être les meilleures. J'admet-
trai avec lui que celles qui contiennent une certaine quantité de bicarbonate de chaux peuvent ne pas nuire à la
santé et activer même la digestion chez certains individus ;
mais il n'en est pas moins vrai que les eaux sont d'autant
plus légères et plus facilement digestibles qu'elles sont plus
dépouillées de principes terreux ; et je suis convaincu que
si nos eaux de puits ne sont pas malfaisantes en général,
c'est parce qu'elles contiennent de l'acide carbonique à
l'état libre, qui neutralise le mauvais effet sur l'estomac du
sulfate et du chlorure de chaux qui entrent dans leur
composition. Je rangerai donc les eaux dans lesquelles le
bicarbonate de chaux prédomine, dans la classe des eaux
potables, mais je ne peux les dire meilleures que nos eaux
de fontaine qui sont presque absolument pures. Ces dernières sont de beaucoup préférables, et cette vérité est

tellement connue à Autun, que plusieurs personnes habitant le bas de la ville envoient chaque jour chercher de
l'eau à la fontaine St-Ladre pour leur usage personnel.

M. Boussingault va plus loin que M. Dupasquier dans
son mémoire sur l'ossification. Il prétend que la présence
des sels calcaires dans la plupart des eaux potables est au
moins très utile, sinon absolument nécessaire pour que le
travail de l'ossification se fasse convenablement. Sans nier
que ces eaux puissent fournir à la nature des matériaux
qu'elle met en œuvre et dont elle tire parti pour arriver à
une organisation plus complète, je n'en dirai pas moins
que cette condition n'est point indispensable pour atteindre
ce but; et j'affirme que le rachitis et l'ostéo-malaxie ne s'observent pas plus fréquemment chez les habitants du haut
de la ville qui boivent de l'eau de fontaine, que chez ceux
qui font journellement usage de l'eau de puits. D'ailleurs,
les aliments solides renferment ces principes terreux en
assez grande quantité pour suffire aux besoins de l'organisme.

Autun étant situé au pied de trois grandes montagnes
granitiques d'où filtrent des eaux abondantes et très pures,
on sera peut-être surpris de voir que nos puits ne fournissent que des eaux très chargées de principes calcaires. On
se rend facilement raison de cette anomalie, si l'on réfléchit
que la ville elle-même s'élève sur un terrain houiller
recouvert d'une couche épaisse d'un calcaire formé par les
débris des démolitions successives de l'ancienne ville. Ces

débris accumulés pendant tant de siècles ont fini par former un véritable calcaire artificiel, et la chose est si vraie que nous voyons croître dans les jardins et dans les champs qui touchent aux faubourgs des plantes qui ne viennent ordinairement que dans les terrains calcaires. Les eaux pluviales, en s'infiltrant à travers ces terres rapportées, en dissolvent ou entraînent une partie des sels, et, se mélangeant aux eaux qui proviennent de la montagne, pénètrent avec elles dans les puits. Telle est, suivant M. Berger, la cause de l'impureté de l'eau de nos puits, et je suis entièrement de son opinion.

### § 3. Vaccine.

Les avantages de la vaccination ne sont point contestés à Autun, et les préventions de notre honorable compatriote, M. Carnot, contre cette méthode, n'ont point pénétré dans l'esprit des masses. Les parents n'hésitent point à faire vacciner leurs enfants : chaque année tous les nouveaux-nés subissent cette légère et si importante opération. Aussi, voyons-nous les épidémies de variole disparaître de la commune d'Autun et n'avons nous plus affaire qu'à des varioloïdes auxquelles se mêlent rarement quelques cas isolés de véritable petite-vérole. La mortalité est à peu près nulle ; et nous ne rencontrons plus ces gravures profondes, ces cicatrices hideuses qui défiguraient un grand nombre d'enfants, et ces infirmités consécutives qui rendaient leur existence misérable.

Les bienfaits de la vaccination se font bien plus sentir et sont bien plus constants dans la ville que dans les campagnes, parce que le médecin voit à plusieurs reprises les enfants vaccinés, s'assure de leur état et recommence lorsque le vaccin n'a pas pris ou ne s'est pas développé régulièrement; tandis que dans la campagne, les parents s'occupent peu si l'opération a réussi ou non et si les boutons ont atteint leur maturité et acquis la faculté préservatrice, ou s'ils ont été déchirés, écorchés avant cette époque. Ils ne font qu'un raisonnement : l'enfant a été vacciné, donc il doit être à l'abri de la petite-vérole; et ils attendent tranquillement que l'événement vienne confirmer ou démentir leur espoir.

Il est généralement admis que la vertu du vaccin s'use avec le temps et qu'il est sage de revenir à ce moyen au bout de 10 à 12 ans. Il n'y a nul inconvénient à admettre cette opinion, et les médecins d'Autun s'y conforment autant que la volonté des clients le leur permet. La disparition de la petite-vérole, en diminuant peu à peu leurs craintes, les rend de plus en plus indifférents sur les conséquences possibles de l'oubli de cette précaution. Ils tiennent peu compte de nos sages admonestations à cet égard. Avouons que jusqu'à présent ils n'ont pas eu à s'en repentir.

### § 4. Bâtiments publics. Hôtel de ville.

Le nouvel hôtel de ville a été construit au bas de la place du Champ-de-Mars en 1832. Il est assez vaste pour contenir un marché couvert qui occupe tout le rez-de-chaussée. Au

premier se trouvent les bureaux de la mairie, le commis-
sariat de police, la justice de paix, le tribunal de commerce,
l'école de dessin et le musée; au second, la bibliothèque
publique, les archives et le cabinet de physique. La bibliothèque contient environ douze mille volumes et un très
beau médaillier dû, en grande partie, aux soins de mon
frère aîné.

### 5. Maison d'arrêt.

Le bâtiment qui sert aujourd'hui de maison d'arrêt est le
rez-de-chaussée du palais de justice. C'était autrefois un
grenier à sel dont on a changé la distribution pour le rendre
propre à son nouvel emploi, mais qui a conservé tous les
inconvénients attachés à son ancienne destination.

Les murs en sont profondément salpêtrés et constamment humides; les croisées, très étroites et fort élevées au-
dessus du sol, ne laissent pénétrer que peu de lumière et
jamais les rayons du soleil; les salles destinées aux hommes
sont petites, mal aérées et constamment occupées par un
plus grand nombre d'individus qu'elles ne peuvent en contenir; la chambre commune qui sert de chauffoir est assez
vaste, mais elle est très sombre et très humide. Il n'y a
qu'une seule salle pour les femmes; habituellement elle
suffit, mais le jour y pénètre à peine et elle est obscure en
plein midi. La cour qui sert de préau aux hommes est peu
spacieuse; elle serait, du reste, assez saine si les fosses
d'aisances n'avaient leur ouverture au niveau du sol et n'é-

taient pas à découvert. Le préau des femmes est plus petit encore et plus insalubre. Une chambre particulière qui fait suite à celle du concierge reçoit les détenus pour dettes. Elle serait très convenable si les croisées, qui sont peu élevées et de niveau avec le carrelage, y laissaient pénétrer le jour.

A tous ces désavantages, la prison d'Autun joint encore les suivants :

1° De n'être point sûre et de fournir à des prisonniers hardis et intelligents de grandes facilités pour s'échapper.

2° De manquer d'infirmerie, ce qui met l'administration dans la nécessité d'envoyer les détenus malades à l'hospice qui, lui-même, ne dispose que d'une chambre à deux lits pour cet objet.

3° De n'être point assez vaste pour loger tous les détenus qui y sont déposés journellement. Elle n'a que trente lits, et sa population moyenne est de quarante individus; il s'en est même trouvé jusqu'à quatre-vingt-seize le même jour. Aussi, faut-il fréquemment en faire coucher un certain nombre sur la paille qu'on étend dans la salle commune, dans le cachot, dans trois petits cabanons destinés aux enfants, et même dans les corridors.

D'après cet exposé véridique, on concevra sans peine qu'il est impossible de faire, dans la maison d'arrêt d'Autun, l'application des prescriptions sévères, mais sages, ordonnées par le règlement général des prisons. Loin de pouvoir séparer les prisonniers en catégories de prévenus et de con-

damnés n'ayant aucune relation entre eux, on est forcé de
les laisser vivre en commun, qu'ils soient civils ou militaires, accusés de crimes ou de simples délits correction-
nels, entièrement pervertis et profondément scélérats, ou
coupables de quelque espièglerie ou de tapage nocturne.

L'isolement étant matériellement impossible, le but que
se propose le législateur ne peut être atteint. En imposant
la peine de la séquestration, il n'a pas voulu seulement
punir les fautes commises ; il a eu, en outre, l'intention de
soustraire le coupable à l'influence des mauvais conseils, et
de le ramener, par la réflexion, par des exercices de piété
et par la lecture de bons livres, à des sentiments meilleurs.
Cette œuvre de moralisation ne peut s'accomplir si on laisse
ensemble nuit et jour des hommes qui ne sont pas tous
également méchants, et si on ne défend pas les moins coupables des attaques des plus corrompus. Il est certain que
leur contact journalier doit conduire promptement les premiers au même degré de perversité, tandis que leur séparation préserverait beaucoup d'entre eux de la contagion.

Fortement convaincue de ces grandes vérités et désirant
améliorer le sort des prisonniers au physique comme au
moral, l'autorité municipale réclame, à ma connaissance,
depuis plus de trente ans, la construction d'une prison plus
vaste et plus saine ou du moins l'agrandissement de celle
qui existe. Le comité de surveillance n'a cessé, depuis son
institution, de solliciter le conseil général qui, jusqu'en
1851, n'a répondu à sa juste demande que par une fin de

non recevoir. Enfin, le Conseil d'hygiène publique, mû par les mêmes considérations et poussé par son devoir, a élevé aussi la voix dans une cause toute d'humanité et de véritable philanthropie. Son secrétaire, M. Valat, dans un rapport étendu et consciencieux, adressé à M. le préfet au mois de juin 1850, a décrit tous les vices de construction de la prison et a développé avec force tous les motifs d'humanité, de sécurité et de moralité qui plaident en faveur de son entière reconstruction.

Le conseil général, ne pouvant se refuser plus longtemps à l'évidence, a enfin décidé que l'architecte du département visiterait la prison avec la plus scrupuleuse attention, émettrait son avis sur la nécessité de la réparer ou de l'agrandir ou d'en bâtir une autre, et lui soumettrait les plans et devis relatifs à cette affaire, à la session de 1852. Nous pouvons donc espérer qu'enfin il sera fait droit à nos réclamations et que prochainement on pourra exécuter les mesures prescrites par le règlement général, dans le double intérêt des détenus et de la société dans le sein de laquelle ils doivent rentrer un jour.

Un nouveau motif bien puissant vient, d'ailleurs, plaider aujourd'hui pour nous et rendrait inexcusable tout nouveau délai : c'est le décret du prince-président du 23 février dernier, qui charge le ministre de l'intérieur de réorganiser le travail dans les prisons, en rappelant les raisons d'ordre et de moralité qui ne permettent pas de laisser les détenus dans l'oisiveté. Complètement interdit par le gouvernement provisoire, le travail avait bien été rétabli par une loi du 9 janvier 1849, mais cette loi n'était point exécutée. Maintenant qu'elle va l'être par toute la France, le conseil général ne voudra pas sans doute que la prison d'Autun soit la seule du département qui se trouve forcément, par sa mauvaise construction et son exiguïté, privée de ce bienfait.

### § 6. Caserne de gendarmerie. Caserne militaire.

Guillaume de Villers-Lafaye, seigneur d'Igornay, donna son hôtel aux Cordeliers qui s'y établirent en 1479. Cet ancien couvent, qui est situé sur la place du Champ-de-Mars, fut déclaré propriété nationale en 1792 ou 93. Il est divisé aujourd'hui en trois portions. La première sert de caserne à la gendarmerie. La seconde a été disposée l'année dernière par l'autorité municipale pour loger la garnison. La troisième est une auberge qui appartient au sieur Chéroux dit Turenne.

La brigade de gendarmerie d'Autun se compose d'un lieutenant, d'un maréchal-des-logis, d'un brigadier et de neuf gendarmes ; ils sont tous commodément logés. Chaque gendarme a deux chambres et un petit jardin. Une vaste cour intérieure contribue a rendre la caserne très saine. Le jardin est borné par le mur qui clôt l'hôpital au midi.

La caserne militaire peut recevoir deux compagnies ; elle contient 83 lits partagés en neuf chambrées ; la ville paie un loyer au département et les habitants ont fourni les lits. Depuis quelque temps, nous n'avons plus de garnison.

Il faut espérer que l'autorité militaire aura égard aux réclamations du maire et qu'elle ne voudra pas que nous ayons
fait inutilement d'assez grands sacrifices.

Les casernes n'ont qu'une seule sortie sur la place qu'il
serait très facile de bloquer en cas d'émeute ; l'auberge du
sieur Chéroux a, au contraire, une double sortie, l'une sur
la place et l'autre sur la rue de l'Arquebuse.

En 1826, époque de la construction de l'aile méridionale
de l'hospice, l'administration conçut le projet, pour dégager largement cette aile qui est trop rapprochée du mur de
clôture, de faire l'acquisition du jardin et du passage du
sieur Chéroux et de les céder à la gendarmerie en échange
de son jardin qui touche immédiatement l'hôpital. En faveur de cet arrangement de pure convenance, l'administration consentait à faire un sacrifice considérable. La propo-
sition, approuvée par le conseil municipal, en fut faite au
conseil général. Elle fut vivement appuyée par M. le lieutenant de gendarmerie Rebillot, devenu depuis général. Il
fit ressortir tout le bénéfice qu'aurait le département à faire
un échange qui procurerait à la gendarmerie un jardin
beaucoup plus spacieux, et surtout l'avantage de posséder
une seconde issue qui lui offrirait une sortie facile en tout
temps et la faculté de tenir, quand elle le voudrait, ses expé-
ditions secrètes.

Ce projet, si avantageux pour l'hospice et pour la gendarmerie, fut repoussé par le conseil général par des motifs
d'économie. Il serait à désirer qu'il fût repris de nouveau et

que le conseil d'arrondissement en fît, dans sa prochaine session, l'objet d'une demande spéciale.

### § 7. Grand Séminaire.

Depuis 1802, le grand séminaire, qui est dirigé par des prêtres de la compagnie de Saint-Sulpice, occupe l'ancien hôpital Saint-Antoine.

La maison est composée ainsi qu'il suit en 1851 :

| | | |
|---|---|---|
| 1° Supérieur, directeurs et professeurs, | | 9 |
| 2° 152 séminaristes dont { philosophes, | | 66 |
| théologiens, | | 86 |
| 3° Domestiques y compris un infirmier, | | 10 |

Service médical :

Deux médecins.

Un chirurgien.

Le vieux bâtiment n'étant point suffisant pour contenir les jeunes gens qui se destinaient à l'état ecclésiastique, Mgr de Vichy obtint, en 1826, du ministre des cultes les fonds nécessaires pour bâtir une aile parallèle à celle qui borde la rue Saint-Antoine. Cette aile, qui a 91 mètres 20 centimètres de longueur sur 13 mètres 40 centimètres de profondeur, relie l'ancien corps de logis avec un bâtiment isolé qui existait à l'entrée du jardin. Au rez-de-chaussée et au premier se trouvent, du côté de la cour intérieure, une vaste chapelle pour les philosophes, les réfectoirs, la bibliothèque, le cabinet de physique, l'appartement de l'E-vêque, etc., et du côté de la campagne, de beaux corridors

où les séminaristes se promènent et prennent leurs récréations lorsque le temps ne permet pas de sortir. De larges
croisées qui s'ouvrent au midi laissent largement pénétrer
le soleil et la lumière. Le second présente deux rangs de
cellules spacieuses, bien aérées et très saines.

Avant cette nouvelle construction, chaque chambre était
occupée par deux élèves. Maintenant, tous les séminaristes
ont leur cellule séparée. Il est inutile que je fasse ressortir
tous les avantages qui, sous le rapport de la salubrité, sont
la conséquence de ce nouvel ordre de choses. Ils sont évi-
dents pour tout le monde.

Le jardin est d'une grande étendue ; il se dirige en ligne
droite de l'ouest à l'est vers le petit séminaire dont il n'est
séparé que par deux chemins assez étroits.

Le grand séminaire tire son eau de la fontaine Saint-Léger
qui est située à Couhard. Cette eau, comme toutes celles
qui sortent de la montagne, est très pure. Il a de plus trois
puits dont deux fournissent une eau d'assez bonne qualité
et dont le troisième, qui est dans le jardin, ne sert que pour
l'arrosement.

Il y a deux infirmeries séparées, une pour les théologiens
et l'autre pour les philosophes. La première se compose
de trois chambres contigües dont celle du milieu est destinée aux convalescents. Les deux autres contiennent chacune
trois lits. Chaque chambre a deux croisées qui s'ouvrent
sur la cour intérieure, de sorte qu'elles sont suffisamment
aérées. La seconde infirmerie n'a qu'une seule chambre

assez vaste qui contient quatre lits. Deux croisées opposées favorisent la ventilation.

Le grand séminaire possède, à un kilomètre et demi d'Autun, une très belle maison de campagne, qui n'est autre que l'ancien enclos du monastère de Saint-Martin, où les séminaristes vont en promenade tous les lundis.

### § 8. Maisons d'éducation. Collège communal.

Le collège, qui a été fondé par les Jésuites en 1709 et qui, après leur expulsion, a été confié aux Oratoriens sous le règne de Louis XVI, est un très beau monument dont la façade occupe tout le côté ouest de la place du Champ-de-Mars. Il n'a jamais été achevé. La chapelle qui le termine et qui a été convertie en église paroissiale devait partager le bâtiment, dont la seconde partie aurait embrassé la rue Saint-Saulge dans toute sa longueur.

Tel qu'il existe aujourd'hui, le collège, avec ses vastes cours, réunit toutes les conditions de salubrité et tous les autres avantages qu'on peut désirer dans un établissement de ce genre. Tous les frais qu'il entraîne sont à la charge de la ville, qui ne dépense pas moins de 13,500 francs, tant pour l'entretien du bâtiment et du mobilier que pour le paiement des professeurs.

Le pensionnat est au compte du principal. En 1851, il y avait 50 pensionnaires et quatre demi-pensionnaires. Le nombre des externes était de 87.

Les dortoirs sont spacieux et composés de 75 cellules

distinctes, bien aérées et fort saines. Tous les lits sont en fer.

L'infirmerie comprend deux pièces fort grandes, ayant chacune deux croisées et contenant six lits. L'infirmerie et les dortoirs sont parfaitement tenus et d'une grande propreté.

Il en est de même du réfectoire qui est vaste et éclairé par sept croisées.

Une pompe, placée dans la cuisine même, ne tarit jamais et donne une eau de bonne qualité qui fournit à tous les besoins de la maison.

Un médecin et un chirurgien sont attachés à l'établissement.

### § 9. Écoles primaires. Frères des Écoles chrétiennes.

L'instruction primaire est confiée aux frères des Écoles chrétiennes. La ville avait fondé, il y a quelques années, une école mutuelle. Comme elle n'était suivie que par un petit nombre d'élèves, le conseil municipal a cru devoir la supprimer.

La communauté se compose de dix frères, dont huit pour les classes, un directeur et un frère pour gérer le temporel.

La ville est partagée en deux sections qui forment l'école du haut et celle du bas. Chaque école est composée de quatre classes.

L'école du haut a 368 élèves. Une maison que l'on doit à la munificence de M. Saulnier, ancien supérieur du grand séminaire, et qui a été agrandie par Mgr d'Héricourt, est

assez vaste pour les contenir tous sans que la salubrité soit
en rien compromise.

L'école du bas, qui a 315 élèves, s'est tenue pendant
plusieurs années dans la tour de l'horloge, quartier de
Marchaux, qui a été donnée à la ville par M. l'abbé Lhomme
et par M. le curé Duvernoy, à la condition expresse de ne
point changer le mode d'éducation. Ce local étant trop
étroit et trop mal aéré pour contenir sans inconvénient
un si grand nombre d'élèves, Mgr d'Héricourt a fait,
dans le même quartier, l'acquisition d'une maison assez
vaste pour les recevoir. En attendant que la ville ait pu
y faire les réparations nécessaires et la disposer pour cet
objet, il a loué une autre maison pour deux années; de
sorte que l'école du bas forme deux divisions. Cette acquisition, qui a précédé de bien peu la mort de notre vénérable
évêque, est le dernier acte d'une bienfaisance qui ne s'est
point démentie pendant les vingt-deux ans qu'il a été à la
tête du diocèse.

### § 10. Petit Séminaire.

Le bâtiment qu'on appelle aujourd'hui petit séminaire et
qui était, avant la révolution de 89, le grand séminaire,
a été fondé en 1680 par Mgr de Roquette, évêque d'Autun. On affirme qu'il a été bâti presque en entier avec les
matériaux provenant de la démolition de l'amphithéâtre
romain. Ce prélat obtint de Louis XIV la permission de faire
couper tous les bois nécessaires dans une forêt de l'État

nommée la *Coiffe-au-Diable*. Un très beau jardin qui n'existe plus fut tracé d'après les dessins de Lenôtre.

Le petit séminaire est un superbe édifice situé hors de la ville et faisant face à la promenade des Marbres dans presque toute sa longueur. Il est entouré de cours et de jardins immenses. Entièrement isolé, il est placé sur un plateau tout-à-fait à découvert et seulement un peu abrité, du côté du nord, par les tilleuls dont la promenade des Marbres est plantée. Il possède aussi lui-même un bel emplacement planté de tilleuls, appelé le *Quinconce*, et qui sert de lieu de récréation aux élèves pendant l'été.

Le petit séminaire est aujourd'hui un pensionnat tenu par des ecclésiastiques sous la protection et l'administration directe de l'évêque d'Autun. Le personnel se compose de :

| | |
|---|---|
| Professeurs, | 18 |
| Domestiques, | 18 |
| Infirmier, | 1 |
| Linger, | 1 |
| Dames religieuses, | 4 |

de l'ordre de Saint-Joseph de Cluny, qui sont spécialement chargées de la garde des malades et de la surveillance du linge. Le nombre des pensionnaires est de deux cents, tous internes. On n'admet pas d'externes dans cet établissement.

La maison est bien placée, spacieuse et parfaitement aérée. L'église bâtie sur voûte est élevée de 66 centimètres environ au-dessus du sol. Elle est très saine et d'une température assez douce en hiver. Les salles d'étude, les réfec-

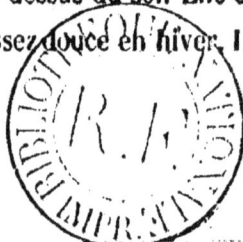

7

toires et les dortoirs sont vastes, bien ventilés et bien exposés à l'action du soleil et de la lumière. Il y a sept dortoirs
tous planchéiés et meublés de lits en fer. Au-dessus des
portes et vis-à-vis des croisées, on a établi des vasistas que
l'on ouvre pendant les nuits d'été dans l'intention de favoriser la circulation de l'air et de rafraîchir l'appartement.
Près des dortoirs sont de longues cuvettes auxquelles viennent
aboutir des tuyaux armés de plusieurs robinets. C'est là que
les élèves, au moment de leur lever, viennent se laver les
mains et la figure. Des salles sont disposées dans l'intérieur
du bâtiment pour recevoir les pensionnaires pendant les
heures de récréation, lorsque le temps ne leur permet pas
d'aller jouer dans les cours. Deux gymnases séparés, destinés aux grands et aux petits, leur offrent les moyens de développer leurs forces et d'acquérir de la souplesse et de
l'adresse.

Le petit séminaire a trois infirmeries distinctes pour les
grands, les moyens et les petits. Ces infirmeries qui contiennent chacune quatre lits sont en général suffisantes, et je
ne me rappelle pas les avoir jamais vues entièrement occupées. Dans tous les cas, il existe des chambres supplémen-
taires dans lesquelles on place les jeunes enfants atteints
d'affections contagieuses ou dont la position fâcheuse pourrait
influer d'une manière pernicieuse sur le moral des autres
malades. A chaque infirmerie est annexée une petite chambre
habitée par un infirmier. Il possède aussi une salle de
bains qui contient quatre baignoires.

Deux médecins et un chirurgien sont attachés au pensionnat.

L'eau est de bonne qualité et abondante. Elle provient d'une source placée très haut dans la montagne qui borne Autun au midi , près de *Montmin,* et à trois kilomètres au moins de distance. Elle fournit, et au-delà, à tous les besoins de la maison et des jardins ; elle ne tarit jamais.

La nourriture, soit en viande, soit en jardinage, est d'excellente qualité. Le pain y est fabriqué avec la farine des meilleurs blés du pays. Il est très blanc, savoureux et de facile digestion. Le vin est choisi dans les premières qualités de nos vins communs ; aussi, les élèves ne se plaignent-ils pas de la table.

Toutes les semaines ils font, en toute saison, deux longues promenades qui servent à fortifier leur corps et à accroître leurs connaissances. Suivant le goût de chacun, les uns se livrent à l'étude de la botanique, d'autres à celle de l'entomologie ; le plus grand nombre s'adonne à la minéralogie et exploite les richesses infinies de notre sol.

J'ai parlé tout-à-l'heure des vasistas que l'on a ouverts dans le haut des dortoirs dans l'intention de renouveler l'air qui est vicié par la respiration d'un grand nombre de personnes et de l'empêcher de devenir presque asphyxiant pendant les chaleurs étouffantes des nuits d'été. Je profiterai de cette occasion pour faire remarquer que, par la position de ces ventouses, on n'atteint pas le but qu'on se propose, et que pour en retirer tous les avantages attendus

il faut, au contraire, les placer sous les lits et au niveau du
sol. [1]

Il est un fait d'une vérité incontestable, c'est que l'acide
carbonique, qui se produit dans l'acte de la respiration, et
les émanations qui s'échappent du corps des individus sains
ou malades étant plus pesants que l'air atmosphérique,
séjournent dans les parties basses des appartements, s'élèvent rarement à une hauteur de deux mètres, et n'atteignent
jamais les régions supérieures. Cette vérité a été démontrée
par des expériences faites avec soin dans les hôpitaux de
Lyon et de Dijon, et on a acquis la conviction que la précaution qu'on prenait de donner aux salles une hauteur
démesurée, ne remédiait nullement à cet inconvénient. On a
vérifié que si l'air est altéré et peu respirable dans le tiers
inférieur, on le trouve constamment pur et chargé d'oxi-
gène dans le tiers supérieur.

Il suit de là que si les ouvertures qui se correspondent
sont placées à une hauteur d'un mètre à un mètre et demi,
comme cela se fait ordinairement, il ne s'établira de courant
qu'à cette hauteur ; que l'air pur et frais du dehors viendra
remplacer l'air pur ou à peu près pur du haut de la salle
ou du dortoir, et que l'air méphytique qui stagne à peu de
distance du sol ne sera pas mis en mouvement par le cou-

---

[1] J'ai traité cette question d'hygiène publique avec plus de développement dans un rapport sur l'ouvrage de M. Henry Roberts, que
j'ai lu au Conseil le 29 janvier 1851.

rant; qu'il sera retenu par les lits, par les enfoncements des croisées, les angles des chambres, et y séjournera parce qu'on ne lui aura pas ménagé d'issue au niveau du carrelage. Bien plus, comme l'observe judicieusement le docteur Maret dans un excellent mémoire présenté à l'Académie de Dijon en 1782, ce genre de ventilation venant d'en haut a le grand inconvénient de comprimer fortement la colonne d'air inférieure, de refouler et de condenser les miasmes qui la vicient et de leur donner une plus grande intensité.

Si l'on veut donc qu'un dortoir ou un appartement contenant plusieurs lits et habité par une famille nombreuse soit convenablement aéré, il est indispensable que des ventouses soient établies au niveau du sol ou que les croisées soient ouvertes du haut en bas de l'appartement. J'ai proposé à M. le supérieur du petit séminaire de changer les ventouses de place, et j'ai l'espoir que cette amélioration se réalisera pendant les vacances de 1852.

Quant aux grandes croisées occupant toute la hauteur des appartements, je pense qu'il serait très avantageux que leur construction fût rendue obligatoire pour tous les bâtiments destinés, dans les manufactures, au logement des ouvriers. C'est le seul moyen de les rendre parfaitement salubres, ce dont ils sont fort éloignés maintenant. Il n'est personne qui n'ait été frappé désagréablement, en pénétrant dans ces réduits, de l'odeur nauséabonde qui y règne, surtout en hiver, et qui ne soit pressé de se soustraire à l'air lourd et épais qu'on y respire.

### § 11. Pension du Sacré-Cœur.

Le pensionnat du Sacré-Cœur est établi dans un ancien couvent qui avait été converti en caserne après la première révolution. Ce bâtiment, qui est très vaste, est situé à l'extrémité et au couchant de la ville, ayant vue sur la campagne. Les jardins qui l'entourent au nord, à l'ouest et au sud sont d'une grande étendue, élevés de cinq à six mètres au-dessus du chemin de ronde et fermés par les murs de la ville.

La maison est parfaitement tenue. Les appartements sont vastes et bien pourvus d'ouvertures et rien ne s'oppose à la libre entrée du soleil et de la lumière. Les salles d'étude et les réfectoires sont spacieux et d'une grande propreté. Les uns et les autres sont chauffés pendant l'hiver. Un cloître sert de lieu de promenade et de récréation lorsqu'il pleut ou que la terre est couverte de neige.

La nourriture est bonne, abondante, telle qu'elle convient à de jeunes personnes qui, y résidant ordinairement depuis l'âge de 8 à 10 ans jusqu'à celui de 16 à 18, doivent y subir la plus rude épreuve caractéristique de leur sexe.

Le pensionnat est tenu par les dames religieuses du Sacré-Cœur. Il se compose de :

| | |
|---|---|
| Maîtresses, | 17 |
| Sœurs coadjutrices, | 15 |
| Pensionnaires en 1852, | 50 |

Il existe une école gratuite pour les jeunes filles pauvres, qui réunit cent dix élèves.

Le service médical est fait par un médecin et un chirurgien.

Il y a deux dortoirs et une infirmerie. Les deux dortoirs sont parquetés et contiennent soixante lits suffisamment espacés ; de deux lits en deux lits s'ouvre une large croisée qui favorise la circulation de l'air. Néanmoins, j'ai l'intention de proposer, comme au petit séminaire, l'établissement de ventouses au niveau du parquet pour rendre la ventilation plus complète.

L'infirmerie est parfaitement aérée et contient trois lits seulement. L'infirmière habite une chambre voisine qui s'ouvre dans l'infirmerie. Lorsqu'il y a plus de trois malades, ce qui est très rare, ou quand les enfants sont attaqués de maladies contagieuses, on les place dans des chambres séparées qui ont cette destination. Le Sacré-Cœur a une salle de bains.

La chapelle est vaste et très saine. Elle est élevée de près d'un mètre au-dessus du niveau de la rue. Elle est chauffée, ainsi que l'infirmerie, au moyen d'un calorifère, de sorte que la température y est toujours douce et égale. Je fais remarquer cette circonstance parce que je la crois d'une haute importance. J'ai observé, depuis longtemps, que dans les maisons religieuses et dans certains pensionnats de jeunes filles, les affections catarrhales étaient plus fréquentes qu'ailleurs, uniquement parce qu'on avait l'habitude de les conduire à l'église dès qu'elles étaient levées. À peine sorties du lit où elles sont souvent en sueur, ayant

les pores ouverts et la peau moite, elles passent subitement
dans un lieu frais et quelquefois humide où elles restent
environ une heure sans faire un seul mouvement qui puisse
entretenir la chaleur et la transpiration. Il n'est pas étonnant
dès-lors qu'elles s'enrhument facilement. Cet inconvénient
n'est pas à redouter au Sacré-Cœur, et je ne puis donner
trop d'éloges à la sollicitude de Mme la supérieure à laquelle on doit cette heureuse innovation.

L'eau dont on fait usage au Sacré-Cœur est de bonne qualité. Elle est du nombre de celles qui contiennent de l'acide
carbonique libre. Elle provient d'une pompe qui est placée
dans le cloître même, à l'abri de la filtration des eaux
pluviales, et qui ne tarit jamais. Il y a dans les jardins
deux sources qui ne servent que pour l'arrosement.

### § 12. Maison du Saint-Sacrement.

La maison-mère du Saint-Sacrement, qui était établie à
Mâcon, a été appelée à Autun en 1842 par Mgr d'Héricourt. Elle occupe ce qui reste de la vaste abbaye de
Saint-Andoche, fondée par la reine Brunehaut et saint
Siagre sur les ruines du temple de Minerve. Cette habitation est située à l'extrémité nord-ouest de la ville.
Quoiqu' on en ait démembré l'enclos de Saint-Andoche,
vendu pendant la révolution et assez étendu pour faire
à lui seul un fort domaine, elle possède encore de beaux
jardins qui sont fermés par les murs de la ville et qui rendent cette demeure aussi saine qu'agréable.

Dans la première cour, près la porte d'entrée, il existe une fontaine à jet continu, dont la source est à peu de distance de là dans le jardin dépendant de cette maison et qui longe la rue aux Rats. Dans le grand jardin situé au-dessous des bâtiments se trouve une autre fontaine qui ne tarit jamais et forme un très beau lavoir.

Le personnel de la maison se compose de :

| | |
|---|---|
| Religieuses, | 12 |
| Novices, | 4 |
| Postulantes, | 13 |
| Sœurs converses, | 4 |

Un médecin et un chirurgien sont attachés à l'établissement.

L'institution des dames du Saint-Sacrement a deux objets distincts :

1° L'éducation des jeunes personnes.

2° La fondation d'un hospice pour les malades infirmes et incurables.

Le pensionnat est en pleine activité depuis dix ans. Il se composait, en 1851, de vingt-neuf pensionnaires internes, et de quarante-deux externes dont six étaient admises gratuitement.

La nourriture est abondante et de bonne qualité. Les repas sont préparés avec soin. Les dortoirs, les réfectoires et les salles d'étude sont d'une propreté recherchée. J'ai toujours remarqué que les maladies étaient rares parmi les élèves.

Quant au projet de venir au secours des infirmes et des incurables, il n'a pu encore être réalisé, la maison n'ayant pas à sa disposition les fonds nécessaires pour faire construire et doter convenablement un hospice. Elle ne possède actuellement que deux petites maisons attenant à ses jardins, qu'elle doit à la munificence du vénérable évêque que nous venons de perdre, et dans lesquelles elle a recueilli six pauvres infirmes qu'elle loge et qu'elle nourrit. Un domestique les sert et les surveille. C'est ainsi que ces bonnes religieuses remplissent, autant que leur position le leur permet, l'engagement qu'elles ont contracté envers Dieu de se consacrer entièrement à l'éducation des jeunes filles et au service des malheureux.

### § 13. Pensionnat et Salle d'asile de Saint-Jean-le-Grand.

L'abbaye de Saint-Jean-le-Grand, établie vers l'an 599 par la reine Brunehaut, a été dévastée pendant la révolution. L'église a été démolie en entier pour en vendre les matériaux. Il ne restait plus qu'une petite portion du couvent et un très bel et très vaste enclos, quand Mgr d'Héricourt en fit l'acquisition.

Avec sa permission et sous la direction de M. l'abbé Naudin, une réunion de dames, sous le nom de Dames de Saint-Joseph, y créa deux établissements de bienfaisance, savoir :

Un pensionnat de jeunes filles pauvres ou orphelines ;

Et deux salles d'asile, l'une pour les petits garçons et l'autre pour les petites filles.

Elles mirent à la tête de la maison sept religieuses de la Charité de Nevers.

Le pensionnat comptait, en 1851, cinquante élèves.

La population des salles d'asile varie selon le temps et les saisons. En moyenne, elle est de 75 petits garçons et d'autant de petites filles.

La position de Saint-Jean est très favorable. L'enclos est assez grand pour former un domaine. Il s'étend, au nord, jusqu'à l'Arroux et il n'est dominé par aucune construction. L'eau est de bonne qualité. Elle est fournie par un puits qui ne tarit jamais. Il existe trois autres puits dans l'enclos, mais ils sont comblés et depuis fort longtemps hors de service.

L'église Notre-Dame n'étant point assez vaste pour la paroisse, Mgr d'Héricourt conçut le dessein d'en faire construire une dans l'enclos même de Saint-Jean. Grâce à sa générosité, aux dons des habitants et à une subvention du ministre des cultes, cette heureuse idée a reçu son exécution ; le digne prélat n'a pas vécu assez longtemps pour voir achever cette église qui n'a été bénie et ouverte au culte que quelques mois après sa mort ; elle forme une troisième paroisse qui comprend, dans sa circonscription, la Forge, les Chaumottes et les faubourgs d'Arroux, de Saint-Jean-le-Grand et de Saint-André.

### § 14. Sœurs de la Retraite chrétienne.

La communauté des sœurs de la Retraite occupe l'ancien couvent des Capucins au faubourg Saint-Andoche. Le bâtiment est grand, entièrement isolé, placé entre deux vastes jardins, ouvert d'un côté au nord et de l'autre au midi et réunissant toutes les conditions désirables de salubrité.

La maison se compose d'environ quatre-vingt-dix personnes, tant sœurs que postulantes et pensionnaires. Ces dames tiennent une école gratuite où sont admises soixante petites filles.

Quoique le couvent soit assez vaste pour qu'il n'y ait pas encombrement et qu'il ne présente aucune cause appréciable d'insalubrité, néanmoins la mortalité y est effrayante. J'en ai fait mention au chapitre de la statistique et j'en ai indiqué la cause.

### § 15. Autres maisons d'éducation.

Indépendamment de ces grands établissements où les personnes des deux sexes reçoivent une instruction dont, à mon avis, souffre parfois leur santé, mais que l'état actuel de la société rend indispensable, Autun compte encore plusieurs pensionnats et écoles particulières. Je citerai :

1° La Maîtrise, qui a trente-six élèves qui remplissent les fonctions d'enfants de chœur à la cathédrale et auxquels trois prêtres enseignent le chant, la grammaire française, l'arithmétique et le latin. On place ensuite au petit séminaire ceux d'entre eux qui montrent le plus de dispositions et qui ont une vocation prononcée pour l'état ecclésiastique.

2° M. Garnier, qui a trente-quatre pensionnaires.

3° M. Allois, qui a seize pensionnaires ou demi-pensionnaires.

4° MM. Duruisseau et Royer, qui ont à eux deux quarante-
sept élèves.

5° Enfin, Mmes Bost-Membrun, Parisot, Mignot, Caillet,
Davet et Caplier, qui comptent entre elles vingt-deux
pensionnaires et deux cent soixante externes.

On voit, par ce que je viens de dire des maisons d'éducation établies dans notre ville, que si l'*Autun* moderne ne
renferme pas dans ses murs, comme l'antique *Augustodunum* du temps d'*Eumène,* plusieurs milliers d'étudiants ;
quelque déchu qu'il soit de son ancienne splendeur, en
considérant le nombre de ses écoles et celui des élèves qui
y affluent de tous les départements voisins, on voit, dis-je,
qu'il mérite encore le nom de *ville des études.*

### § 16. Maison de la Visitation et des Carmélites.

Je parlerai très brièvement des communautés des Visitandines et des Carmélites. Les premières se sont établies à Autun en 1836. Leur couvent, situé au sud-ouest de la ville, a
été élevé sur l'emplacement de l'ancien marquisat de Montjeu et de deux maisons voisines. Elles ont acquis un vaste
jardin connu sous le nom de jardin des *Ursulines.* Les secondes sont venues à Autun en 1838. Leur couvent est à l'extrémité sud-est de la ville et touche à l'école des Frères.

Ces deux bâtiments sont spacieux et présentent toutes
les conditions de salubrité désirables.

La vie cloîtrée et régulière de ces religieuses, leur sobriété, l'uniformité de leurs occupations, le calme dont elles
jouissent, leur détachement complet des intérêts matériels ;
tout les met à l'abri de ces perturbations physiques ou morales qui s'opposent à l'exercice normal des fonctions vitales. Aussi les maladies aiguës sont-elles rares parmi elles.
Elles ne sont guère atteintes que d'affections chroniques ou
d'infirmités dépendantes de l'âge ou inhérentes à leur sexe.

### § 17. Etablissements insalubres, Four à chaux.

En 1843, le sieur Brochot demanda à être autorisé à
construire un four à chaux au-dessus du chemin qui conduit du faubourg d'Arroux au faubourg St-Andoche, à la
distance de deux à trois cents mètres au plus de la ville.
On fit une enquête *de commodo et incommodo.* Les habitants ne s'en occupèrent nullement, et il n'y eut pas d'opposition à l'exécution de ce projet. Les conseils d'hygiène
publique n'étaient pas institués à cette époque. Les formalités étant remplies, l'autorisation fut accordée et le fourneau construit ; on le chauffa avec la houille.

A peine fut-il en activité qu'on s'aperçut des graves
inconvénients que cette concession devait occasionner.
Lorsque les vents du nord, nord-est et nord-ouest souf-
flaient, toute la partie basse de la ville était enveloppée
d'une épaisse vapeur sulfureuse qui pénétrait dans les maisons et incommodait les habitants, non-seulement par son
odeur désagréable, mais encore en provoquant la toux et

en gênant la respiration. Ces inconvénients étaient plus sensibles par les temps pluvieux et pendant les nuits, lorsque le soleil ne raréfiait plus l'atmosphère et que les vapeurs se traînaient à peu de distance du sol.

Les médecins cantonnaux ont constamment, dans leurs rapports annuels, demandé que ce fourneau fût éteint. Le conseil d'hygiène a adressé la même réclamation à l'autorité municipale qui n'y a pas répondu jusqu'à ce jour, probablement parce qu'elle craint d'être forcée d'indemniser le propriétaire qui s'est mis en règle et n'a négligé aucune des formalités exigées par la loi.

La vérité me fait une obligation de dire que, depuis quelques modifications introduites dans la construction du fourneau et dans la manière de le charger, les habitants sont beaucoup moins fatigués qu'ils ne l'étaient il y a huit ou dix mois et que l'odeur sulfureuse ne se fait plus que très rarement sentir.

Un second four à chaux et à tuiles est établi sur la commune d'Autun. Comme il est situé à un kilomètre et demi de la ville, il ne compromet en aucune manière la salubrité publique.

### § 18. Gazomètre.

Depuis 1847, Autun est éclairé au gaz. Le nombre des becs s'élève à cent quarante. Le gazomètre, après toutes les formalités remplies, a été placé hors de la ville, à l'entrée du faubourg d'Arroux. La cheminée a 33 mètres de hauteur, et depuis qu'il existe, les habitants ne se sont pas plaints de son voisinage.

En 1849 ou 50, quatre ouvriers ont été asphyxiés le même jour par le gaz ammoniacal en cherchant à se secourir mutuellement ; deux n'ont pu être rappelés à la vie.

### § 19. Abattoir.

Autrefois il existait plusieurs abattoirs à Autun. En 1361, un de ces abattoirs se trouvait près du lieu où est aujourd'hui la porte *Talus*. Il fut démoli pour faire place aux fortifications entreprises à cette époque, et l'évêque obtint, pour y suppléer, le lieu dans lequel il est situé aujourd'hui.

Il a son entrée dans la rue Bouteiller et il est établi sur le rempart même de la ville, du côté du midi. La fontaine St-Ladre lui fournit un filet d'eau suffisant pour le nettoyer et entretenir la propreté. Il est parfaitement ventilé. Le sang des animaux qu'on égorge coule au dehors et tombe dans un réservoir, creusé au pied du mur, qui est constamment lavé par le ruisseau de Couhard.

Les bouchers sont astreints à conduire à l'abattoir seulement les bœufs, les vaches, les taureaux et les génisses ; ils ont la permission de tuer chez eux les veaux, les moutons, les cochons et les chèvres. Il en résulte que leurs maisons sont en général malpropres et malsaines non-seulement pour eux, mais que leurs voisins même sont incommodés par les miasmes fétides émanant des débris et des dépouilles qui séjournent plus ou moins longtemps

dans leurs cours et dans leurs jardins et qui s'y putréfient.
Comme le plus grand nombre de ces petits bouchers
habite *Marchaux*, il serait à désirer que M. le maire pût
faire construire à leur proximité un nouvel abattoir. Ce
serait un grand pas fait vers l'entier assainissement de ce
quartier populeux.

### § 20. Cimetières.

Il existe à Autun deux cimetières situés sous l'enceinte de
la ville et à une distance convenable. Ils sont très près
l'un de l'autre et ne sont séparés que par un chemin fort
étroit. Le premier, d'une médiocre étendue, est la propriété
exclusive de l'hospice qui y dépose ses morts. Le second,
qui appartient à la ville et a une superficie de 1 hectare 32
ares, va être augmenté de 85 ares 70 centiares, au moyen
d'acquisitions récentes.

Il occupe une gorge assez étroite ouverte de l'est à
l'ouest, bornée au midi par la montagne de Couhard et au
nord par un mur très élevé qui soutient le jardin du petit
séminaire. Cet établissement ne souffre nullement de cette
proximité sous le point de vue hygiénique. Les miasmes
qui peuvent sortir de terre sont disséminés dans l'atmosphère et chassés au loin par les vents avant qu'ils aient
pu atteindre à sa hauteur.

Le cimetière est en pente; il a, dans sa partie supérieure, un petit filet d'eau qui le rend humide et favorise la
décomposition des cadavres qui s'y opère très rapidement.

8

Au mois de juillet 1835, je fus chargé d'exhumer les corps de MMgrs les évêques de Fontanges et Imberties, qui avaient été inhumés, le premier en 1806 et le second en 1819. Ils furent transportés dans un caveau de l'église cathédrale où l'on avait déposé, le 22 août 1829, Mgr de Vichy. Ce caveau a été ouvert une troisième fois, le 17 juillet 1851, pour recevoir la dépouille mortelle de Mgr d'Héricourt.

Qu'il me soit permis de saisir cette occasion pour payer, au nom de mes concitoyens, un dernier tribut de reconnaissance et de respect à la mémoire de ce saint prélat qui fut le modèle de toutes les vertus ; qui nous aima assez pour refuser un archevêché ; qui consacra une grande partie de sa fortune à fonder des établissements pieux et à des actes de ·charité chrétienne, et qui, continuant l'œuvre de ses prédécesseurs, a laissé le clergé d'Autun l'un des plus honorables, des plus méritants et des plus édifiants de toute la France.

Autun comptait autrefois sept paroisses et plusieurs couvents ; tous avaient leurs cimetières particuliers, dont plusieurs étaient placés *intra muros*. En outre, les inhumations des ecclésiastiques et des personnes notables de la ville se faisaient souvent dans l'intérieur des églises. Nos ancêtres, guidés par le sentiment religieux, hésitaient à se séparer de ceux qu'ils avaient tendrement aimés. Ils voulaient pouvoir prier chaque jour sur leur tombe, et leur donner après leur mort les mêmes témoignages de respect

et d'attachement dont ils les avaient entourés pendant,
leur vie. C'était un culte pour eux. Il a fallu une révolution complète dans les idées, dans les habitudes, dans l'é-
ducation et je dirai même dans les mœurs, pour abolir cette
coutume et y substituer la législation actuelle.

Comme homme, je puis regretter ce changement, car je
crois qu'il tend à relâcher les liens de famille et à étein-
dre plus rapidement ces souvenirs pieux que le temps
vient bien modifier, mais qui sont si utiles à la moralisation des peuples. Comme médecin, je ne puis qu'y ap-
plaudir.

L'inhumation dans l'intérieur des villes devenait parfois
la source de maladies graves. Elle avait été de tout temps
le sujet de vives réclamations et des observations judicieu-
ses des hommes compétents et des véritables amis de l'humanité. Guyton de Morveau nous apprend, dans son traité
des moyens de désinfecter l'air, qu'à la suite de l'hiver de
1773, les caves sépulcrales de la principale église de Dijon
ayant été ouvertes, l'infection devint bientôt si insupportable qu'il fallut fermer l'église. Malgré tous les moyens employés par l'autorité pour purifier l'air, tels que la détona-
tion du sel de nitre, les fumigations de vinaigre, la com-
bustion de différents parfums, du storax, du benjoin, etc.,
l'odeur des effluves putrides était tellement intense, qu'elle
pénétra dans les maisons voisines où tous les symptômes
d'une fièvre contagieuse commençaient à se manifester,
lorsqu'il fut consulté sur les moyens d'en arrêter les progrès

.et d'en détruire la source. Des faits identiques sont consignés dans plusieurs ouvrages de médecine, et il me serait facile de les relater, si la chose pouvait être mise en doute.

Les anciens, plus soucieux que nous de la santé publique, brûlaient leurs morts, ou reléguaient leurs cimetières ou *polyandres* à une grande distance des villes. *Augustodunum* en possédait trois que l'on connaît : le premier était situé au-dessous de la pierre de Couhard, à un kilomètre de la ville, et son emplacement porte encore aujourd'hui le nom de *Champ des urnes*. Le second était établi au-delà du hameau de la *Jenetoye*, et le troisième, le plus considérable de tous, occupait un champ à *St-Pierre-l'Estrier*, à deux kilomètres d'Autun. Des tombeaux bordaient aussi les voies antiques, comme nous l'attestent les pierres tumulaires sculptées qu'on rencontre journellement.

### § 21. Maisons insalubres.

Sur les 1,340 maisons qui composent la ville et les faubourgs, les commissions municipales qui ont été chargées du recensement ordonné par la loi du 13 avril 1850, en ont désigné cent une comme étant tout-à-fait insalubres. Parmi elles, quelques-unes surtout méritent plus particulièrement cette qualification. Ainsi, dans la rue du Châtelet, à Marchaux et au faubourg d'Arroux, on voit des maisons consistant en un simple rez-de-chaussée qui, par l'exhaussement postérieur des rues, se trouvent placées à quelques pieds au-dessous du niveau du sol, de telle sorte

qu'elles sont dans une obscurité presque complète, le jour
n'y pénétrant que par des ouvertures très basses et très
étroites. Ces maisons, qui ne sont en réalité que des caves
immédiatement recouvertes de greniers dont les toitures
descendent presque jusqu'à terre, sont absolument inha-
bitables, et cependant, comme elles sont pour la plupart
occupées par les propriétaires, elles échappent à l'action
de la loi qui ne frappe que les logements insalubres habités
par des locataires. Dans tous les autres cas que la loi pré-
voit et qu'elle spécifie, M. le maire est très disposé à en
faire une application rigoureuse, pourvu toutefois qu'elle
n'atteigne pas des misérables pour lesquels la reconstruction
de ces maisons équivaudrait à la spoliation de la propriété.

Pour obvier à de tels inconvénients, les Conseils d'hygiène sont sans pouvoir et sans influence. Leurs attribu-
tions sont fixées et définies par la loi du 18 décembre
1848 qui les a institués, et, comme je l'écrivais le 7 février
1851 à M. le préfet de Saône-et-Loire, au nom du Conseil
d'hygiène d'Autun, dans tous les cas non prévus, nous
pouvons donner notre avis et le justifier par des raisonne-
ments et par des faits, mais nous n'avons pas le droit
d'exiger qu'on s'y conforme. Si le gouvernement veut, dans
des vues d'humanité, que notre concours devienne efficace,
il faut absolument qu'il range sous l'empire de la loi du 13
avril 1850 et les logements destinés aux ouvriers et les
nouvelles constructions qui s'élèvent dans les villes. Il faut
qu'il les assimile aux abattoirs, aux maisons d'école et aux

établissements réputés plus ou moins insalubres ; qu'il ordonne que les plans et devis seront soumis au contrôle de l'autorité et des Conseils d'hygiène, et que la permission de bâtir ne soit accordée qu'autant que ceux-ci auront émis un avis favorable.

Ces mesures, commandées par une sage philanthropie et dans le seul but de mettre les classes ouvrières et nécessiteuses à l'abri d'une partie des maux qui les affligent de si bonne heure, sembleront peut-être, de prime abord, entachées de despotisme ! Mais je le demanderai à tous les hommes de bonne foi : la loi sur les alignements n'est-elle pas plus sévère ? Cette loi qui, sans autre objet qu'une certaine régularité qui flatte la vue, s'oppose à ce qu'un propriétaire répare sa maison tombant en ruines, le force à acquérir à haut prix un terrain dont il n'a pas besoin ou à céder une partie de celui qui rendait sa maison commode et agréable ; cette loi, dis-je, qui s'exécute tous les jours, n'est-elle pas plus gênante, plus vexatoire ? ne nuit-elle pas plus aux intérêts privés que celle qui imposerait simplement en bâtissant l'obligation d'élever les maisons assez au-dessus du sol pour qu'elles ne soient pas humides, et de donner aux croisées des dimensions telles que la lumière et le soleil pussent pénétrer dans les appartements et les assainir ? La réponse ne me semble pas douteuse, et je fais des vœux pour que cette extension donnée à la loi lui imprime un caractère positif de bienfaisance qui, jusqu'à ce jour, n'a été qu'apparent.

Il existe dans les faubourgs et même dans l'intérieur de la ville un assez grand nombre de maisons qui sont dépourvues de latrines. Beaucoup ont un emplacement suffisant pour pouvoir en établir ; je sais que M. le maire se propose de forcer peu à peu et en temps convenable les propriétaires qui se trouvent dans ce cas à en faire construire. J'applaudis à cette sage décision qui aura pour résultat immédiat une plus grande propreté des rues à laquelle a déjà contribué l'établissement de quinze urinoirs et d'une latrine publique.

### § 22. Vidanges.

Autrefois, la vidange des fosses d'aisances était entreprise par des couvreurs qui n'étaient pas pourvus des instruments nécessaires pour que ce service s'exécutât promptement et sans danger pour la santé des habitants. Cette opération se prolongeait pendant plusieurs jours, et comme les matières fécales se transportaient à bras dans des vases découverts, il s'en répandait en grande quantité dans les rues, de manière que, non-seulement le quartier où les vidangeurs travaillaient, mais encore toutes les rues par lesquelles ils passaient étaient infectées. Ensuite, au lieu de transporter au loin les produits de la vidange, ils les déposaient dans les jardins situés à l'intérieur de la ville ; enfin, ils prenaient si peu de précautions, pour descendre dans les fosses, qu'ils étaient assez fréquemment victimes de leur imprudence et de leur impéritie.

M. le maire, par un arrêté du 20 novembre 1845, voulant remédier à de pareils abus, a ordonné que nul ne pourrait se livrer à la vidange des fosses d'aisances, s'il ne possédait les voitures, tinettes, sceaux, bridages et autres ustensiles nécessaires à ce service. Il a en outre exigé :

1° Que les tinettes fussent fermées avec un couvercle en bois bien ajusté, fortement serré au moyen d'une traverse en bois et luté soigneusement avec l'argile.

2° Que l'entrepreneur fût muni d'un appareil convenable de ventilation.

3° Que la vidange d'une fosse ne fût commencée que douze heures après son ouverture.

4° Que l'entrepreneur ne pût, sous aucun prétexte, faire descendre un ouvrier dans une fosse sans être ceint d'un bridage.

5° Que les vidanges fussent transportées dans des dépôts éloignés de la ville et légalement autorisés.

Depuis cet arrêté, deux compagnies se sont établies pour cette exploitation, et il est certain que maintenant ce service se fait avec rapidité, sûreté pour les ouvriers et sans aucun inconvénient pour les habitants. L'une de ces compagnies transporte les produits hors des anciens murs de la ville, entre le pont l'Evêque et le pont St-André, et l'autre à la Petite-Verrerie, à deux kilomètres d'Autun.

### § 23. Mares du pont d'Arroux et de la Lie.

J'ai déjà parlé, en traitant de la statistique, de deux mares

existant aux extrémités des faubourgs d'Arroux et de St-Andoche et qui sont entretenues, la première, par l'écluse
de l'usine de MM. Olinet, qui fait refluer les eaux du
*Tarnin*, et la seconde par les débordements de l'Arroux.
Ces flaques d'eau, se desséchant pendant l'été et laissant
à nu une vase mêlée de débris de plantes et d'insectes en
décomposition, donnent lieu à des fièvres intermittentes
endémiques.

J'avais formé le projet, en 1825, étant alors premier adjoint, de combler ces mares en y faisant déposer tous les
déblais provenant des démolitions et des constructions de la
ville. Ce projet, qui a reçu un commencement d'exécution,
a eu pour résultat un exhaussement du sol de la mare de St-
Andoche, appelée *la Lie*, suffisant pour permettre plus tard
d'y faire une belle plantation de peupliers. Néanmoins,
cette amélioration est restée incomplète, et il est à désirer
qu'on élève encore le terrain d'un mètre pour que l'eau ne
puisse plus y séjourner et prenne en tout temps son écoulement vers la rivière.

Le travail d'assainissement n'a pas été interrompu pour
ce qui regarde la mare du pont d'Arroux. Tous les jours on
y dépose de nombreux matériaux et on peut espérer que,
sous peu d'années, ce nouveau terrain ne sera plus inondé
et qu'il pourra être converti en jardin.

Je ne puis trop recommander à l'autorité municipale, qui
s'occupe avec tant de sollicitude du bien-être des habitants,
de tenir la main à ce que ses arrêtés à cet égard soient

ponctuellement exécutés. Les populations des hameaux voisins lui auront une grande obligation, car rien n'est plus vrai que ces paroles de l'illustre commentateur de Boërhaave: « Quantùm noceant stagnantes aquæ in lacubus paludibus-» que post inundationes insignes omnes noverunt, et innu-» mera in historia medica habentur exempla pessimorum » morborum epidemicorum, qui ex sola hac causa nascun-» tur, et omninò delentur, si stagnantium aquarum fœda » colluvies impediri possit. »

### § 24. Fabriques. Tanneries,

Il y a, à Autun, 12 tanneries, qui sont situées hors de la ville et ne compromettent pas la salubrité publique. Je n'ai pas connaissance qu'un seul habitant se soit jamais plaint de ces établissements. Il est vrai qu'ils sont presque tous traversés par des cours d'eau qui, en raison de l'inclinaison du terrain, portent rapidement dans l'Arroux les débris des animaux.

On se sert dans nos tanneries, pour préparer les peaux, de l'écorce de chêne concassée ou *tan*. On fabrique annuellement :

Cinq mille cuirs de bœufs ou de vaches,

Six cents cuirs forts,

Quatorze mille peaux de veaux,

Et trente-cinq mille peaux de moutons.

On emploie pour cela :

Six cent vingt-cinq mille kilogrammes d'écorce de chêne,

Sept mille kilog. d'huile,

Et cinq cents kilog. d'alun.

On fabrique, en outre, environ un million de mottes à brûler qui se consomment à Autun.

## § 25. Usines de MM. Olinet.

Ces usines sont :

1° Une forge chauffée au charbon de bois, fabriquant des fers fins et un peu de fers marchands. Cette forge, qui a été établie en 1793 par M. Olinet père, se compose d'un gros marteau hydraulique et de deux petits martinets servant à la fabrication de pelles, pics, socs, oreilles de charrue, etc.

Le feu est entretenu par une soufflerie mue au moyen d'une machine à vapeur de la force de six chevaux.

La forge consomme annuellement de 130 à 150 mille kilog. de fonte fine de Comté, et elle produit de 100 à 112 mille kilog. de fer premier choix. Elle occupe constamment onze ouvriers.

2° Un moulin à blé à deux paires de meules qui occupe quatre ouvriers.

## § 26. Tapis de Marchaux.

Cette fabrique, qui doit son nom au quartier où elle est établie, remonte à une époque déjà fort éloignée. Elle doit probablement sa naissance au grand nombre de tanneries que notre ville possédait autrefois et au désir d'utiliser une matière qui était alors sans valeur et dont l'agriculture ne savait pas encore tirer parti.

Ces tapis sont tissus de poils de bœufs sur une chaîne en fil, et, dans le principe, ils n'étaient destinés qu'à faire des couvertures, des rideaux et des tours de lits qui étaient devenus d'un usage général chez les habitants de nos campagnes, surtout dans le Morvan. Au début, il n'existait pas moins d'une cinquantaine de métiers qui occupaient autant de tisserands et une centaine de femmes chargées de la filature de la matière première.

La prospérité de cette manufacture ne fut pas de longue durée. La grossièreté de ses tapis, le bas prix auquel arrivèrent les étoffes de coton d'un meilleur usage, d'un aspect plus agréable, et les progrès incessants du luxe causèrent la ruine de cette fabrication qui se trouva réduite à un seul établissement, celui de la maison *Jeannin*. Cette famille intelligente donna une autre direction à ce genre d'industrie ; elle apporta plus de soins à la filature, perfectionna et varia les teintures et fabriqua des tapis de pied.

Il se forma alors une société dans le but d'améliorer cette création naissante. On remplaça les anciens métiers avec lesquels on ne pouvait produire que des dessins très simples, tels que des losanges et leurs dérivés. par des métiers à la Jacquart, et on obtint, avec une grande variété de dessins, une qualité très supérieure ; mais malgré cette notable amélioration, ces tapis ne purent lutter avantageusement contre les tapis de laine dont le prix, à la vérité, était plus élevé,

mais dont l'usage était infiniment meilleur. Ce fut la cause
d'un second échec pour notre fabrique qui est maintenant
en décadence et réduite à deux ou trois métiers peu occupés.

Cette fabrication n'était pas tout-à-fait sans danger pour
les femmes qui filaient les poils de bœufs. Comme on se servait de chaux vive pour épiler les peaux, il s'élevait, lorsqu'on travaillait la bourre, une vapeur très irritante qui
agaçait vivement les poumons, provoquait des quintes de
toux très violentes et prédisposait à l'asthme et à des pneumonies graves. Aussi, manquait-on souvent de bras à la
filature, et beaucoup de femmes ne se décidaient à y travailler que lorsqu'elles manquaient d'autre ouvrage ou
qu'elles étaient pressées par la faim.

Ces corpuscules irritants qui flottent dans l'air ne se
bornent pas toujours à agacer les bronches et à exciter la
toux. Quelquefois, la transpiration pulmonaire les fixe ; ils
se déposent dans les cellules bronchiques, s'y développent
lentement par l'agrégation successive d'autres molécules,
et lorsqu'ils ont acquis un certain volume, ils causent l'hé-
moptysie et d'autres accidents graves, à moins que la nature n'en provoque à temps l'expulsion. J'en citerai un
exemple.

Une jeune dame avait une bronchite intense qui, depuis
près d'un an, résistait à tous les moyens que l'on emploie
ordinairement dans ces cas avec succès. Des médecins de
Chalon-sur-Saône et de Paris, qui avaient été consultés,

n'avaient pas été plus heureux et la maladie persistait avec une ténacité désespérante. Cette malade fut prise tout-à-coup, le 19 mai 1851, d'une crise de toux et de suffocation tellement violente qu'elle a donné des inquiétudes pour sa vie. Cette crise, qui a duré au moins dix minutes, s'est terminée par l'expectoration d'un calcul de la grosseur d'un pois chiche, de nature calcaire, inégal, anguleux, poreux et très friable. La sortie de ce calcul a été suivie de crachats striés d'un sang vermeil et écumeux. La malade était à peine remise de cette première secousse qu'il en survint une seconde plus longue et plus grave encore que la première. Elle a également fini par l'expulsion d'un nouveau calcul de même nature, de même forme et d'un volume un peu supérieur à celui du premier.

Après la sortie de cette seconde concrétion, les accidents se sont calmés et depuis ce moment la bronchite chronique a peu à peu disparu. M. le docteur Rérolle a été, comme moi, témoin de ce fait, pour l'intelligence duquel je dirai que la malade habite un appartement au-dessus de l'atelier d'un sculpteur.

En rendant cette observation publique, je ne prétends pas citer un fait nouveau en médecine, mais seulement un cas qui m'a paru intéressant. Tous ceux qui ont lu le traité des *maladies* des artisans de *Ramazzini,* savent qu'il n'est pas rare de trouver dans les poumons des carriers et des plâtriers des concrétions pierreuses. « Malgré le soin, dit-» il, qu'ils ont de se couvrir la bouche d'une toile, ils

» avalent une certaine quantité de particules qui voltigent
» dans l'air et qui, pénétrant dans les organes de la respi-
» ration, se mêlent à la lymphe, se concrètent en tophus et
» forment des incrustations dans les replis tortueux des
» poumons. »

J'ai voulu transcrire le texte même de *Ramazzini*, parce
qu'il en résulte cette conclusion importante que, si la phthisie pulmonaire était déjà commune de son temps chez des
ouvriers qui prenaient la précaution de se couvrir le visage
pour ne pas inspirer les atômes qui flottent dans l'air,
combien, à plus forte raison, doit-elle être fréquente aujour-
d'hui qu'ils ne font rien pour se soustraire à ce danger.

*Ramazzini* parle de *Vedelius* qui a trouvé dans les poumons de la servante d'un chaufournier une pierre formée
par les particules de chaux qu'elle avait absorbées. Il signale aussi *Diemerbroeck* qui, en ouvrant des tailleurs de
pierre, a vu dans leurs poumons de petits tas de sable qui
crépitaient sous le scalpel. Ce même anatomiste dit encore
qu'en disséquant les poumons de trois ouvriers lapidaires,
il trouva les vésicules bronchiques remplies de poudre de
diamant. [1]

### § 27. Autres Fabriques.

Il y a encore à Autun plusieurs moulins, deux scieries à

---

[1] Ramazzini traduit par Fourcroy, pages 15 de l'introduction, 105,
320 et 330.

bois mues par l'eau, une filature de coton, une vinaigrerie et deux brasseries.

L'autorité doit exercer une grande surveillance sur la fabrication de la bière, car il arrive souvent que les brasseurs, pour ménager le houblon, emploient des plantes d'une grande amertume ou des sels styptiques dont l'addition fait de la bière une boisson très irritante et nuisible à l'estomac.

### 28. Bains publics.

Il n'existait, en 1830, à Autun, qu'un seul établissement de bains, dirigé par Mme veuve Gagnare et établi au couvent de Saint-Andoche. Aujourd'hui il y en a trois.

Le premier, tenu par MM. Moussu et Quaila, a une douzaine de baignoires ; baignoires en bois pour les bains sulfureux et un appareil fumigatoire et pour douches. Il reçoit son eau d'une fontaine située au hameau de Couhard.

Le second, qui appartient à M. Saulnier et qui a le même mobilier, tire l'eau du faubourg Saint-Blaise.

Le troisième est à Marchaux et appartient au sieur Jean-Pierre. Un aqueduc romain lui fournit de l'eau.

Nous ne possédons pas encore d'établissements de bains gratuits destinés aux classes nécessiteuses. J'ai appelé l'attention de l'autorité municipale sur cette utile innovation, et nous devons espérer qu'elle ne tardera pas de suivre l'exemple qui lui a été donné par les commissions administratives des hospices de Couches et de Montcenis, empressées de réaliser les vœux du gouvernement. D'ailleurs, les fonds de l'État mis à la disposition des préfets pour cet objet viendront au secours des communes, et cette circonstance fera, sans nul doute, cesser toute hésitation.

### § 29. Asile agricole de Bois-le-Duc.

Pour donner une idée juste de l'origine et du but de cet établissement, je ne puis mieux faire que d'extraire les passages suivants du discours que l'honorable président de la conférence de Saint-Vincent-de-Paul a prononcé dans la séance générale annuelle du 1er février 1852.

En 1845, quelques personnes de notre ville, si justement renommée par l'esprit religieux et bienfaisant de ses habitants, se réunirent pour examiner si, en dehors des établissements de charité publique, il ne restait pas quelque chose à faire pour contribuer à la moralisation et au bonheur des classes pauvres. Cette réunion ajouta une nouvelle conférence à la *Société de Saint-Vincent-de-Paul*.

À son début, elle se borna à visiter les pauvres, les malades et les infirmes, à leur porter des secours, à relever leur courage par des discours bienveillants et par la promesse de ne pas les abandonner, à ranimer leur foi par des instructions religieuses où la morale de l'évangile leur était clairement enseignée. Plus tard, elle s'aperçut que des nécessités nouvelles se faisaient sentir. Il était surtout important de ramener la population à des habitudes d'ordre, de décence et d'honnêteté dans l'intérieur des familles, de probité dans les relations d'intérêt, de respect pour les

9

supérieurs et de soumission aux lois du pays ; habitudes
que des révolutions successives avaient considérablement
affaiblies, sinon entièrement détruites. Une éducation religieuse pouvait seule opérer cet heureux changement. Pour
cela, il fallait surveiller les enfants, les patroner dans des
écoles, les entourer d'une plus grande sollicitude à mesure
que l'âge des passions avance, les *éclairer* sur la profession
qu'ils doivent embrasser et leur faciliter le moyen de trouver
du travail.

La société avait cru d'abord devoir donner aux enfants
des états du choix de leurs parents : plusieurs ont été mis
en apprentissage. Cette méthode n'a point réussi. Ils échappaient par là à toute surveillance et rien ne les défendait
des mauvais exemples qu'ils avaient constamment sous les
yeux. Eclairée par cet essai qui n'a point répondu à son
espoir, la société a pensé qu'il valait mieux, dans l'intérêt
des enfants, diriger leur goût vers l'agriculture, et elle a
résolu d'en employer quelques-uns à la culture des champs.
Telle est l'origine de la pensée créatrice de l'asile agricole.

Pour réaliser ce projet, la conférence de Saint-Vincent-
de-Paul, après avoir formé des enfants à la Petite-Verrerie,
a loué, en 1850, la ferme de Bois-le-Duc dont la direction
est confiée à trois frères de la Sainte-Famille et à un valet
de ferme intelligent. En ce moment, l'asile compte dix-
huit élèves. Les travaux auxquels on les habitue n'empê-
chent pas qu'ils reçoivent des leçons d'écriture, de calcul
et de géographie. Un ecclésiastique d'Autun se rend deux

fois par semaine à Bois-le-Duc pour perfectionner leur éducation religieuse. Avec de tels guides, on peut espérer que l'asile agricole deviendra une pépinière d'honnêtes gens et de bons cultivateurs.

La société d'agriculture d'Autun a voulu s'associer à cette bonne œuvre. Lorsque, après une expérience de neuf années qui lui ont suffi pour substituer les bonnes doctrines aux mauvaises routines et faire l'éducation de nos agriculteurs, elle a jugé l'épreuve complète et a abandonné l'exploitation de la ferme-école de Tavernay, elle a fait don à l'asile agricole de Bois-le-Duc de son mobilier en valeur de 1,500 francs. C'est ainsi que dans notre ville tous les honnêtes gens s'entendent et se donnent la main pour concourir au même but, le soulagement des malheureux et l'amélioration de la société.

Depuis plus de quatre années que cette petite colonie existe, je n'y ai observé d'autres maladies que des rhumes, quelques angines, et parfois la gale que les nouveaux venus y apportent, mais qui ne se communique pas, parce que les frères exercent une grande surveillance et que tous les enfants ont des lits séparés.

### § 30. Léproserie et détails historiques.

Je terminerai la troisième section par quelques notices historiques dont je dois la connaissance à l'obligeance de M. l'abbé *Devoucoux*. Quoiqu'elles n'aient pas un rapport très intime avec le sujet que je traite, il me semble, néan-

moins, que tout ce qui touche aux temps reculés et les
remet en lumière, doit avoir de l'attrait pour les habitants
d'une ville redevable de son illustration à son passé plutôt
qu'à son présent.

D'après des données à peu près certaines, il existait au
sixième siècle, près de chacune des portes de la cité d'*Augustodunum*, un *diaconium*. Les clercs qui y résidaient
recevaient les étrangers ou les malades et les conduisaient
à l'hospice central, situé dans l'intérieur de la ville, au lieu
où est aujourd'hui l'abbaye de St-Andoche.

Plus tard, il y eut deux hospices dans l'enceinte de la
ville : l'un appelé la *Maison Dieu du Château*, et l'autre, la
*Maison Dieu de Marchaux*.

Au douzième siècle, le nombre des lépreux augmenta
si fort, qu'on établit dans toutes les villes et même dans les
bourgs des hôpitaux pour les recevoir. Il y eut quatre
léproseries hors de l'enceinte d'Autun : celles de *Fleury*,
de *La Jenetoye*, d'*Hautevaux* et de *La Maladière*. Ce
dernier établissement était une dépendance de celui de
Fleury qui fut le plus considérable des quatre. *Fleury* et
*La Maladière* subsistèrent jusqu'à ce que les biens dont ils
avaient été dotés fussent réunis à ceux de l'hôpital général
fondé vers la fin du dix-septième siècle. Puisqu'Autun seul
possédait quatre léproseries, nous ne devons pas regarder
comme exagérée l'assertion de Sprengel qui affirme, dans
son Histoire de la médecine, qu'il en existait plus de dix
mille en France.

J'aurais désiré vous parler moins brièvement de ces faits et y joindre quelques détails capables de vous intéresser. Le temps m'a manqué pour les réunir. Mon ambition eût été surtout de vous présenter un résumé des maladies épidémiques ou contagieuses qui, dans les siècles passés, ont ravagé la ville et le territoire d'Autun ; mais ce travail qui présentait de grandes difficultés m'eût pris plusieurs mois, peut-être même une ou deux années, et mes infirmités toujours croissantes m'avertissent que je dois me presser de finir.

Mézeray parle, à la vérité, de la peste qui parcourut toute la France en 583, du *mal des ardens,* qui sévit en 1373, et de la peste de 1580 qui régna pendant cinq à six années consécutives, ravageant tantôt une province et tantôt une autre, si bien qu'elle enleva le quart de la population.

Ozanam, de son côté, faisant le relevé des épidémies de toute nature qui ont désolé la France à différentes époques, énumère 26 épidémies d'affections catarrhales graves, 7 de fièvres pernicieuses, 25 de péripneumonies malignes, 52 de fièvres typhoïdes, 18 de dyssenteries, 20 d'angines gangréneuses et 57 de pestes, non compris les miliaires et les suettes.

Mais ni l'un ni l'autre ne citent aucun fait, que je puisse rapporter, qui soit particulier à la province de Bourgogne et, à plus forte raison, à la ville d'Autun, et cependant cette dernière a dû payer son tribut à ces fléaux comme toutes les autres villes du royaume : c'est ce que prouvent les notes suivantes rassemblées par le savant vicaire général, M. l'abbé Devoucoux.

En 1438, il régna une cruelle famine à Autun et par toute la Bourgogne. Dans plusieurs villes, les laboureurs mangèrent du pain de gland et de terre. « Près l'abbaye » St-Martin d'Autun, on trouva une veine de terre, qui » semble argile, de laquelle terre on faisoit du pain ; et » en mangèrent les gens comme pour pain et en vivoient. » Cette famine s'étendit à l'année 1439, en laquelle année « fut grant mortalité d'épidémie et principalement en » Bourgogne ; et moururent à St-Martin deux religieux et » l'orfèvre qui fit la grant croix. »

Le 14 août 1494, ordonnance de M. Le Terrier pour prescrire les mesures sanitaires, spécialement l'enlèvement des ordures, l'éloignement des animaux « pour paour de la » peste dangereuse qui, par avanture, se pourroit mettre » en cette cité d'Ostun et régner comme déjà elle est en » plusieurs lieux circonvoisins. »

En 1531, la famine fut générale et le blé enchérit dans la proportion de 10 à 60.

En 1532, la famille Rolet s'était retirée au lieu dit de Montcenis « pour le dangier de peste régnant à Ostun. »

« En 1533, *Nicole Boraffin*, persécutée de maladie de » lèpre, demande à être mise hors de la société des habi- » tans de cette cité et retirée à Fleury. »

Le 1er octobre 1544, on ferma la porte du Château au seigneur de Montjeu qui était suspecté d'avoir la peste.

Le 12 novembre suivant, le parlement de Bourgogne vint à Autun pour éviter la peste de Dijon.

Le 18 septembre 1553, l'autorité ordonna des mesures pour éviter la peste régnant à Ostun. Le 4 décembre suivant, le danger continuait. Le 19 mars 1554, il avait cessé.

Le 24 décembre 1564, il y eut un nouveau danger de peste à Ostun.

Le 31 août 1565, la montre de la St-Ladre n'eut pas lieu à cause de la peste qui semblait imminente.

Par arrêt du 3 août 1579, défense fut faite aux revenderesses d'aller à Chalon pour acheter des denrées, à cause de la peste qui régnait audit lieu.

Le 5 mars 1584, défense aux habitants de Couhard de fréquenter les malades soupçonnés de contagion, à peine d'être *espadronnés* et tués à *coups d'arquebuse*.

En 1627, la cour des aides était venue à Autun; mais en 1628 elle se retira à Beaune parce que la peste était à Autun.

Le 22 mai 1628, grande procession à Uchon pour obtenir la cessation de la peste.

Le 28 mai 1629, procession d'actions de grâces pour la cessation de l'épidémie.

Le 30 avril 1637, nouvelle procession à Uchon pour obtenir la cessation de la peste.

C'est cette partie de l'histoire d'Autun que j'aurais voulu mettre au jour. Je fais des vœux bien sincères pour que l'un de nos confrères s'occupe, dans ses moments de loisir, de ces curieuses recherches. Il me semble impossible qu'en fouillant dans les archives de la ville et de l'évêché, qu'en consultant nos vieilles chartes et nos anciennes chroniques, il ne découvre des documents qui le récompenseront largement des peines qu'il se sera données. C'est, à mon avis, un champ fertile à exploiter, et celui qui s'en chargera aura la gloire d'ajouter un chapitre précieux à l'histoire médicale de notre pays.

# Quatrième Section.

---

## PARTIE MÉDICALE.

---

La medicina è una repubblica, in cui ciascun medico, che n'è cittadino, ha dritto di esporre i suoi sentimenti, ed agl'interressi della quale conduce, l'ascoltar le voci degli stessi più piccioli figli.

(SARCONE, *Istoria ragionata de mali osservati in Napoli*. Parte seconda.)

### § 1. Médecins d'Autun.

Avant d'entrer en matière, je crois utile de dire un mot des médecins d'Autun qui se sont distingués ou qui, par une conduite noble et délicate, ont conquis l'estime de leurs concitoyens. Quelque modeste qu'ait été leur existence, c'est un acte de justice et de haute convenance de ne pas laisser périr leur mémoire et de les signaler à la postérité comme des gens de bien qui ont considéré leur état comme

un véritable sacerdoce et qui ont rempli religieusement les
devoirs qu'il leur imposait.

Les maîtres de la science, ceux à qui la nature, prodigue
de ses faveurs, a donné le pouvoir d'enseigner, ne sont pas
les seuls qui aient droit à notre respect. Honorons également
ment ceux *qui n'ont point été paresseux à visiter les malades,*
*parce qu'ils sont l'œuvre de Dieu* [1]. Cet hommage rendu à
nos devanciers, qui en sont dignes, ne sera pas inutile. Il
doit être pour nous tous un encouragement à bien faire,
dans l'espoir qu'un jour nos descendants nous mettront aussi
au nombre de ceux qui ont bien mérité de leur pays.

L'abbé de Courtépée nous apprend, dans sa Description
du duché de Bourgogne [2], que *Jean Guijon*, né à Saulieu,
s'établit en 1535 à Autun où il exerça la médecine. Il eut
quatre fils qui acquirent une grande célébrité par leur
science et par les honneurs dont ils furent comblés pendant
leur vie.

Edme Thomas, dans son Histoire de l'antique cité d'Autun [3], parle avec éloge d'un *Jean Lallemant* ou *Allamant*,
Autunois, qui « étoit autant savant dans les langues, en
» histoire et en antiquités, qu'en médecine dont il faisoit
» profession. Il a laissé une traduction des tragédies de
» Sophocle en vers latins très élégans, qui a été imprimée

---

[1] Ecclésiastique, chapitres 7 et 38.
[2] Nouvelle édition 1847, tome 2, page 552.
[3] Edition nouvelle 1846 in 4°, page 337.

» en 1555 et des commentaires sur Galien qui l'ont été en
» 1559. » Il existe aussi de lui un autre ouvrage sur Galien
qui est resté manuscrit et qu'Edme Thomas qualifie d'in-
comparable.

Le même auteur [1] cite encore deux médecins fameux
d'Autun, *Aubery* et *Jacques Leauté,* qui vivaient dans le
seizième siècle. Ce dernier, mort en 1582, a écrit en
latin un petit ouvrage intitulé : *De antiquis Bibracte seu Augustoduni monumentis,* qu'on a attribué, pendant longtemps,
à Edme Thomas lui-même qui en était l'éditeur, et un traité
sur la position climatérique d'Autun et sur la salubrité de
son atmosphère et de ses eaux. Ce traité m'est inconnu.

Jean Bourguignet, médecin, fut vierg d'Autun en 1680,
1681 et 1682. Pour arriver à cette éminente dignité, il fallait
nécessairement que ce fût un homme recommandable et
très considéré.

Plus tard, mon grand-père, mon père et mon oncle prati-
quèrent la médecine à Autun, et ils y ont joui d'une réputation de savoir, d'honneur et de probité justement acquise.
Tous les trois ont été conseillers-médecins du roi. [2]

Les offices de médecins du roi ont été créés par un édit
du mois de février 1692. Le premier médecin d'Autun qui

[1] Même ouvrage. Introduction, page 1.
[2] Mon grand-père était lui-même le quatrième médecin de la famille, sans interruption. Son bisaïeul, Joseph Guyton, était chirur-
gien-major d'une compagnie d'hommes d'armes à Couches; son aïeul,
Vivant Guyton, fut médecin au même lieu, et Antoine Guyton, son
père, médecin aussi, s'établit à Saint-Léger-sur-Dheune.

obtint cette charge fut M. Buffot. Ses lettres-patentes sont
de cette année même. Le second fut M. Roux. Sa nomina-
tion date de 1726. Il a été remplacé, en 1738, par mon
grand-père qui transmit sa charge à mon père en 1760. Celui-ci la conserva jusqu'à sa mort qui eut lieu au mois de
décembre 1787. Mon oncle Bernard Guyton en devint titulaire
en 1788 et il l'a exercée jusqu'à ce que la révolution vînt
détruire tous les privilèges.

Sa nombreuse clientelle ne l'a pas empêché de se livrer
aux travaux du cabinet. J'ai trouvé dans ses papiers :

1° La topographie médicale du duché de Bourgogne et
principalement de la ville d'Autun, pour laquelle la société
royale de médecine, dans sa séance publique du 15 mars
1791, lui a décerné un prix. Elle lui avait déjà accordé le
titre de membre correspondant le 18 mai 1790.

2° La topographie médicale de la commune d'Autully.

5° La topographie médicale de Toulon-sur-Arroux rédigée de concert avec M. Bonnot, chirurgien de Toulon.

4° Un mémoire historique sur l'établissement du Creusot
avec un précis des maladies dominantes dans cet établissement.

5° Un mémoire sur l'art des accouchements.

6° Un mémoire sur une épidémie de fièvres rémittentes
soporeuses, accompagnées d'esquinancies gangréneuses, qui
a régné en 1787 à Autun et dans tous les pays avoisinant
le canal du Centre.

Parmi les médecins qui ont été mes contemporains, il en

est trois qui méritent plus particulièrement d'être cités. Ce
sont :

1° M. Thevenot, qui était doué d'un jugement sain, d'un
tact médical exquis et d'une sûreté de diagnostic et de pronostic très rare. En 1806, il contracta le typhus en soignant
les prisonniers russes et autrichiens qui en étaient atteints
et il faillit être victime de son zèle. [1]

2° M. Grognot, qui se distinguait autant par l'étendue et
la variété de ses connaissances que par une longue expérience et une pratique heureuse.

3° M. Ballard, médecin principal des armées, mort médecin en chef de l'hôpital de Bourbonne-les-Bains. Il possédait une vaste érudition, parlait plusieurs langues vivantes
et joignait, à un esprit cultivé et à une grande vivacité d'i-
magination, beaucoup d'affabilité et de douceur de caractère. Nous avons de lui une instruction sur la vaccine, un
précis sur les eaux thermales de Bourbonne-les-Bains et une
traduction de l'allemand avec notes des principes de médecine légale de Métzger.

M. Barruel, qui était préparateur de chimie à l'école de
médecine de Paris et l'un de nos plus habiles expérimenta-
teurs, est né à Autun ainsi que son frère qui suit la même
carrière.

---

[1] Autun fit à cette époque des pertes cruelles qui furent vivement senties ; je ne ferai mention que de son vénérable évêque
Mgr de Fontangès, de la supérieure de l'hôpital et de M. Lam-
bert, pharmacien.

Autun peut encore revendiquer, comme un de ses enfants, M. le docteur Michon, de Paris, chirurgien de l'hôpital de la Pitié et du collège Louis-le-Grand, qui marche l'égal de ceux que nous regardons comme nos maîtres. Né au Creusot, il a fait ses premières études au collège d'Autun, et il a conservé pour notre ville autant d'attachement que nous lui avons voué d'estime et de respectueuse considération.

Le corps médical de la ville d'Autun est aujourd'hui composé comme il suit :

MM. Guyton, vice-président du Conseil d'hygiène.

Liquière.

Berrier.

Mourgué, chevalier de la Légion-d'Honneur.

Lagoutte, médecin en chef de l'hôpital.

Carrion, médecin adjoint de l'hospice, médecin cantonnal et des épidémies.

Grillot, chirurgien de l'hôpital.

Rérolle, méd. des enfants trouvés de l'arrond.

Roizot, médecin cantonnal.

Valat, médecin de la prison et secrétaire du Conseil d'hygiène.

Abord.

Pierre.

MM. Caillet.

Bardeaux.

MM. Berger, père.

Berger, fils.

Quaila.

Villedey, membre du jury médical de Saône-et-Loire.

Vertray.

Legros.

Duchamp.

*Pharmaciens.*

MM. Commegrain, vétérinaire de l'arrondissement.

André, adjoint.

Châtain.

*Médecins vétérinaires.*

### § 2. Institution des Médecins cantonnaux.

L'établissement des médecins cantonnaux est en pleine vigueur, depuis 1842, dans le département de Saône-et-Loire, et il est certain qu'il a déjà produit beaucoup de bien. Il y a deux médecins pour le canton d'Autun, MM. les docteurs *Carrion* et *Roizot*. Grâce à leur zèle et à leur dévouement, ils suffisent aux exigences de cette importante institution. Aussi, M. le préfet Leroy a-t-il, en 1851, sur la présentation des Conseils d'hygiène publique de l'arrondissement et du département, accordé au premier une médaille d'or, et au second une médaille d'argent, pour les récompenser de leurs nombreux et utiles travaux. Ils ont trouvé, dans cette distinction honorifique, une flatteuse compensation des sacrifices qu'ils ont été forcés de faire.

Si le service médical gratuit se fait convenablement dans

le canton d'Autun, nous devons avouer qu'il n'en est pas de même dans certains cantons ruraux ; non que nous voulions en rendre responsables nos honorables confrères à la bonne volonté et aux sentiments d'humanité desquels nous rendons pleine et entière justice, mais parce que la besogne et les obligations qu'on leur impose sont évidemment au-dessus de leurs forces.

Il me sera facile de prouver ce que j'avance pour deux cantons, celui de Mesvres et celui d'Issy-l'Evêque :

Le premier a une superficie de 26,621 hectares et 8,369 habitants seulement. Le second, moins peuplé encore, n'a que 6,087 habitants pour une surface de 23,931 hectares ; tandis que le canton d'Autun compte une population de 18,757 âmes pour une supercie de 25,452 hectares.

Eh bien ! ces deux cantons de Mesvres et d'Issy-l'Evêque, si riches en étendue et si pauvres en habitants, ne possèdent chacun qu'un seul médecin. Il est donc notoirement impossible, quelque actifs et dévoués qu'ils soient, qu'ils puissent suffire aux besoins de cantons si vastes qui ne présentent pas, dans leur plus grande longueur, un diamètre de moins de trente kilomètres ; surtout si l'on remarque que ces pays sont très montagneux, d'un parcours fatigant et que les populations y sont fort disséminées.

Qu'en est-il arrivé ? C'est que les communes qui avaient compris sur les listes des indigents un très grand nombre d'individus, et n'avaient voté que des sommes insignifiantes pour rémunérer les médecins cantonnaux dont elles exigeaient, pour ainsi dire, le sacrifice de la clientèle particulière, voyant qu'ils ne répondaient pas toujours à leurs réquisitions, ont supprimé leurs allocations et fait, par là, du service médical gratuit une véritable déception.

Frappé de ces inconvénients, M. le préfet Leroy a voulu les faire cesser. Par un arrêté en date du 22 octobre 1851, il a ordonné que les listes d'indigents fussent désormais dressées par les maires, assistés du bureau de bienfaisance ou, s'il n'y en a pas, du conseil municipal. Il leur recommande expressément « de n'y comprendre que des gens dans une » indigence absolue et de ne réclamer le transport extraor- » dinaire du médecin cantonnal que dans les cas d'urgence » réelle qui ne permettent pas d'attendre les tournées » périodiques. »

» Quant au traitement des médecins cantonnaux, il » serait assuré au moyen d'une indemnité annuelle qui » semblerait ne pas devoir être au-dessous de cinquante » centimes par tête d'indigents portés sur la liste. Cette » indemnité serait prélevée sur les fonds du bureau de bien- » faisance, là où il en existe avec des ressources suffisantes, » et à défaut, sur la caisse municipale. »

M. le préfet ajoute que : « suivant le zèle et le succès des » efforts de MM. les médecins cantonnaux, il tâchera, pour » cette indemnité, de suppléer au manque de ressources » locales au moyen de fonds de secours du département ou » de l'Etat, mais sous la condition préalable du consente- » ment du conseil général. »

10

Certainement, ces mesures, une fois adoptées et réalisées, favoriseront singulièrement l'application du service médical gratuit. Il est même à présumer que, dans les villes et dans les cantons riches où la population est agglomérée, la classe indigente en retirera tous les avantages qu'on peut raisonnablement en attendre. Mais, comme je l'ai déjà dit, ce service restera incomplet et laissera beaucoup à désirer dans les cantons pauvres où les médecins sont rares et n'ont, pour récompense de leurs travaux, aucune chance de faire fortune. Il ne faut pas se le dissimuler ; il n'est qu'un seul moyen qui puisse déterminer de jeunes praticiens à venir s'établir dans nos campagnes : c'est de leur assurer un traitement fixe suffisant ou de leur accorder des honoraires proportionnés au nombre de visites et de voyages qu'ils feront et aux distances qu'ils parcourront; en un mot, de leur procurer une existence honorable qui les mette, eux et leurs familles, à l'abri du besoin. Tant qu'il n'en sera pas ainsi, nous ne verrons s'établir dans nos cantons ruraux que des médecins qui y sont nés, qui y ont leurs parents et leurs propriétés, et le nombre en sera toujours trop restreint pour que l'institution des médecins cantonnaux puisse rendre de grands services au pays. [1]

* M. le docteur Valat a présenté, en 1833, à l'académie des sciences morales et politiques de l'Institut royal de France un mémoire fort détaillé sur l'établissement d'un service de santé gratuit pour les indigents, et sur les moyens de rétribuer convenablement les médecins qui en seraient chargés, feu M. Geoffroy Saint-Hilaire a parlé très avantageusement de ce travail.

Aussi, ce n'est pas sans étonnement que, nous autres médecins habitant un arrondissement pauvre, et, sous ce rapport, combien n'y a-t-il pas, en France, d'arrondissements inférieurs encore au nôtre, nous avons vu le congrès médical, qui s'est réuni à Paris en 1845, discuter longuement sur le mode à adopter pour la désignation des médecins cantonnaux et décider, probablement d'après des vues purement politiques, que ces médecins seraient nommés au concours. Si, avant de prendre cette détermination, le congrès eût consulté les notes qui lui étaient adressées par les médecins des départements, il se serait convaincu que cette disposition de la loi était inapplicable au plus grand nombre des cantons ruraux, et que les préfets eux-mêmes, dont il redoutait tant l'influence dans cette circonstance, n'avaient pas la liberté du choix.

Il serait très utile, pour faciliter le service des médecins cantonnaux et rendre l'application des remèdes plus prompte, plus efficace, d'établir dans toutes les communes une petite pharmacie composée des médicaments les plus usuels et les plus indispensables. Il en était ainsi sous l'Empire. Le gouvernement envoyait dans tous les chefs-lieux de sous-préfecture des caisses de médicaments qu'on partageait entre les communes et qu'on déposait chez les maires ou chez les curés. Ces médicaments, destinés aux malheureux, étaient mis à la disposition des médecins appelés à leur donner des soins.

Le Conseil d'hygiène publique, en faisant ressortir tous

les avantages d'une pareille mesure, en a fait la demande
expresse à M. le Préfet de Saône-et-Loire ; mais ce magis-
trat, tout en promettant de la soumettre au conseil général, ne pense pas qu'il puisse l'accueillir favorablement.
D'ailleurs, il fait observer qu'une partie de ces remèdes
pourrait être avariée avant d'avoir servi, ce qui augmen-
terait beaucoup la dépense *qui croît sans cesse au point de
rendre bientôt impossible de la continuer.* Il recommande
au contraire la plus soigneuse réserve dans la fourniture
des médicaments et conseille de remplacer, autant que les
circonstances le permettront, les remèdes exotiques, qui
sont toujours d'un prix élevé, par les remèdes indigènes
qu'on peut se procurer sans frais et qui souvent ont autant
de vertus. Par cette économie que je ne peux trop louer,
ajoute M. le Préfet, on trouverait le moyen de distribuer à
la classe indigente un certain nombre de bandages dont on
ne fait presque pas usage dans nos campagnes, quoique les
affections auxquelles ces appareils sont destinés y soient
très répandues.

En effet, il est peu de nos cultivateurs arrivés à l'âge de
quarante ans qui ne soient atteints de hernies. La plupart,
soit ignorance, soit insouciance, soit misère, n'y attachent
pas d'importance et, n'ayant aucune idée du danger qu'ils
courent, continuent leurs pénibles travaux sans prendre
aucune précaution pour en prévenir les fâcheux résultats.
Aussi, sont-ils souvent pris de violentes coliques, de vomissements continuels dont ils ne soupçonnent pas la cause,

qu'ils traitent en buvant du vin chaud sucré et en prenant quelques gouttes d'eau de Cologne, au lieu de requérir les secours de la médecine. Ces moyens incendiaires ajoutent au mal, comme il est facile de le pressentir, et ces malheureux succombent souvent dans l'espace de trois à quatre jours. Quoique ces affections frappent plus particulièrement les personnes qui sont affaiblies par l'âge et par une vie trop laborieuse, il n'en est pas moins vrai que les conseils de révision constatent souvent que les jeunes gens n'en sont pas exempts. Les femmes, sans être à l'abri de ces infirmités, y sont moins sujettes que les hommes dans la proportion à peu près d'un à vingt.

### § 3. Maladies épidémiques et contagieuses.

Ces maladies, si fréquentes autrefois, ne s'observent qu'à des époques très éloignées dans les temps modernes. Je puis affirmer, pour ce qui concerne la commune d'Autun, qu'elles n'y font que de bien rares apparitions. On devinera aisément qu'en m'exprimant ainsi, je ne veux pas parler de ces épidémies de grippes ou de fièvres intermittentes et éruptives qui reparaissent tous les ans et passent, pour ainsi dire, inaperçues. Je réserve ce nom à ces maladies foudroyantes qui sèment partout sur leur passage la désolation et l'épouvante et qui déciment les populations.

Je ne comprendrai pas non plus dans cette catégorie la variole épidémique qui, à la fin du siècle dernier et au commencement de celui-ci, reparaissait régulièrement avec plus

ou moins de fureur tous les cinq ou six ans, alors que la
vaccine était à peine connue et que l'insouciance autant que
les préjugés s'opposaient à sa propagation. Je l'ai observée à
plusieurs reprises dans les premiers temps de ma pratique,
mais je ne l'ai jamais vue très meurtrière. Elle a presque
toujours choisi ses victimes parmi les enfants des faubourgs,
constamment mal soignés et abandonnés à eux-mêmes pendant la convalescence. J'ajouterai que, depuis trente ans
surtout, elle ne règne plus épidémiquement dans la ville.
Nous ne comptons que comme cas exceptionnels très remarquables ces petites-véroles confluentes se compliquant
d'accidents graves, notamment de taches pétéchiales ou
pourprées, qui annoncent une dégénérescence adynamique
et ataxique presque toujours suivie d'une terminaison fâcheuse. Nous n'avons plus à traiter maintenant que des
varioloïdes bénignes qui parcourent toutes leurs périodes
dans l'espace de 7 à 8 jours et ne sont jamais mortelles. Cet
heureux résultat se fait surtout remarquer depuis qu'on
prend la précaution de vacciner de nouveau les mêmes sujets au bout de dix ans, soit que, comme le pensent plusieurs médecins, l'effet préservatif du virus-vaccin ne s'éten-
de pas au-delà de cette époque, soit, et ceci me paraît plus
probable, que l'on vaccine réellement, dans cette seconde
opération, des sujets qui avaient échappé la première fois à
une véritable inoculation.

A part ces épidémies de variole, je ne puis signaler,
malgré toutes mes recherches, que les faits suivants :

1° Une épidémie de fièvres rémittentes pernicieuses, compliquées d'angines gangréneuses, en 1786, dans les communes qui bordent le canal du Centre, depuis Cheilly et Saint-Léger-sur-Dheune jusqu'au Mont-St-Vincent, et s'est répandue à Autun pendant les années 1787 et 1788.

2° Le typhus qui a sévi, en 1806, sur les prisonniers de guerre.

3° Une épidémie de fièvres typhoïdes qui s'est déclarée à Autun en 1827.

4° Une épidémie de croup qui a paru en 1841.

Je vais entrer dans quelques détails sur chacune de ces maladies.

### § 4. Fièvre rémittente soporeuse maligne, avec angine gangréneuse.

C'est sous ce titre que la société royale de médecine de Paris a classé cette maladie dans sa réponse à un rapport qui lui avait été adressé, le 21 novembre 1788, par mon oncle Bernard Guyton.

Une légère dyspnée avec coriza, céphalalgie supportable, toux sèche, enrouement, angine tonsillaire à peine sensible, en étaient les prodromes.

Deux ou trois jours après l'apparition de ces symptômes avant-coureurs, la fièvre se déclarait. Bénigne et insidieuse dans son principe, affectant le type rémittent tierce ou double-tierce régulier, elle prenait tout-à-coup, du septième au treizième jour, un caractère grave et elle s'accompagnait des accidents les plus fâcheux.

La fièvre devenait continue ; les malades avaient le teint
animé, les yeux fixes et brillants ; ils étaient plongés dans
un sommeil comateux pendant les redoublements ; ils se
plaignaient, quand on les sortait de cet état de somnolence,
d'une douleur gravative et sourde qui avait son siège du
front à l'occiput ; en même temps, la langue devenait épaisse ; elle se couvrait, ainsi que les amygdales et toute l'ar-
rière-bouche, d'ulcérations aphtheuses et de pseudo-membranes ; la déglutition et l'expectoration devenaient très
difficiles ; une tuméfaction assez prononcée et douloureuse
au toucher se déclarait vers les angles de la mâchoire inférieure, englobant quelquefois les glandes sous-maxillaires et
les parotides.

C'est à cette époque qu'on voyait paraître les symptômes
les plus alarmants ; le délire sourd, quelquefois le délire
frénétique, le coma-vigil ou un sommeil léthargique ; puis,
l'esquinancie devenait gangréneuse ; le hoquet précédait et
annonçait la mort.

Les hémorrhagies nasales abondantes ont été parfois critiques. Une éruption miliaire rouge survenant dans le troisième septenaire, accompagnée de moiteur, a souvent jugé
favorablement la maladie. Il n'en a pas été de même des
parotides, abcédées ou non, qui n'ont pas procuré de soulagement.

Le traitement qui a obtenu le plus de succès a consisté
dans une saignée ou dans une application de sangsues au
col faite tout-à-fait au début, suivant l'âge et le tempéra-

ment des malades; dans des tisanes acidulées et rendues légèrement laxatives; dans des gargarismes émollients dans le principe, puis détersifs et astringents ; dans les insufflations d'alun ; dans l'application des vésicatoires aux jambes; dans l'administration du camphre combiné, tantôt avec le sel de nitre, tantôt avec la serpentaire de Virginie ; enfin, dans l'emploi du quinquina dont l'application a presque toujours été heureuse lorsqu'il a été donné dans les premiers jours de la maladie, alors que la fièvre présentait encore le type rémittent. Il a été également d'un grand secours à la fin de la maladie pour prévenir la leucophlegmatie, empêcher les rechutes et assurer la convalescence. Cette terrible épidémie a fait un grand nombre de victimes, surtout parmi les adultes. Ma famille lui a payé un cruel tribut. Nous avons eu à déplorer la perte de mon père et de deux oncles.

### § 3. Typhus de 1806.

Il m'est impossible de donner des renseignements sur l'invasion, la marche de cette maladie et sur la forme particulière qu'elle a adoptée, puisque je n'ai pas été dans le cas de l'observer. Elle a cessé au mois de juin ; je ne suis arrivé de Montpellier qu'au mois de septembre suivant. Les médecins qui pratiquaient à cette époque sont tous morts depuis longtemps et n'ont pas laissé de relation de cette épidémie.

Je dirai seulement qu'elle a été éminemment contagieuse

et très meurtrière. D'après le relevé que j'ai fait sur les registres de l'état civil, elle a enlevé, du 1er janvier au 1er
juin, tant à l'hôpital qu'au petit séminaire qui lui servait
de succursale, 355 prisonniers de guerre russes et autrichiens, 43 militaires français ; et presque tous les habitants
de la ville qui ont eu des relations avec les malades, soit
par devoir, soit par humanité pour leur porter des secours,
en ont été atteints.

### § 6. Epidémie de fièvres typhoïdes de 1827.

Depuis 46 ans que j'exerce la médecine sans interruption à Autun, je n'ai vu qu'une seule fois la fièvre typhoïde
régner épidémiquement. Elle a été tout-à-fait semblable a
la maladie que Roëderer et Wagler ont si bien décrite dans
leur excellent ouvrage, sous la dénomination de fièvre muqueuse aigüe maligne. Aussi, je me dispenserai de vous en
donner une description qui ne vous apprendrait rien ; je
me bornerai à des réflexions pratiques qui ne manquent pas
d'importance et qui vous intéresseront davantage.

L'irritation du cerveau et des méninges a fait tout le danger de la maladie. Quand les symptômes cérébraux se décla-
raient dans le premier septenaire, les malades succombaient
du onzième au quatorzième jour ; s'ils ne paraissaient qu'à
la fin du second septenaire, on avait plus de chance de les
guérir ; on a sauvé presque tous ceux qui ont dépassé le
vingt-unième jour. La surdité était le premier symptôme
qui décelait l'affection de l'encéphale ; elle précédait cette

série de phénomènes nerveux qui font de la fièvre typhoïde une maladie si irrégulière et si redoutable. J'ai vu,
chez deux jeunes personnes, survenir une cécité complète
qui a duré plus de dix jours. Toutes les deux ont survécu et
existent encore.

Dans ces fièvres typhoïdes à forme ataxique ou encépha-
lique qui ont eu une heureuse issue, la convalescence a toujours été fort longue ; elle s'est parfois accompagnée d'un
affaiblissement remarquable de l'intelligence et surtout de
la perte absolue de la mémoire ; mais cet état s'est dissipé
peu à peu à mesure que les forces revenaient.

Lorsque, au contraire, l'irritation abdominale prédomi-
nait, la maladie était moins grave ; elle se terminait rarement d'une manière fâcheuse. Dans ces cas, elle prenait
une marche plus lente et se prolongeait souvent jusqu'au
quarantième et même, au soixantième jour. Je n'ai jamais
observé, pendant son cours, que les copieuses hémorrhagies
nasales aient été critiques comme plusieurs auteurs l'affirment ; j'ai remarqué, au contraire, que l'épistaxis était
fréquemment d'un mauvais augure et dénotait une affection
plus profonde du cerveau. Je n'ai jamais vu, non plus, que
des évacuations, soit par les sueurs, soit par les selles, soit
par les urines, aient jugé cette maladie. Elle s'usait lentement et se terminait d'une manière insensible, *per lysis*,
comme disent les anciens.

Certains praticiens regardent l'existence des pétéchies
comme un signe pathognomonique de la fièvre typhoïde.

Autant elles semblent être communes à Paris, autant elles sont rares à Autun et dans ses environs. Non-seulement dans l'épidémie dont il est question, mais encore dans toutes les fièvres typhoïdes sporadiques que j'ai eues à traiter, je ne les ai presque jamais rencontrées. Ce fait tient-il à l'air vif, élastique et très chargé de fluide électrique que nous respirons, à une alimentation moins succulente et moins excitante, à ce que nous buvons un vin qui n'est pas frelaté, peu de liqueurs spiritueuses, et que, par conséquent, le système vasculaire est moins habituellement surexcité ? Je l'ignore ; mais le fait est certain et c'est ce qu'il m'importe de savoir. Si l'on exigeait la présence des pétéchies pour caractériser la fièvre typhoïde, on pourrait dire qu'elle n'existe pas chez nous.

L'épidémie n'a respecté aucun âge ni aucune condition ; mais elle a frappé de préférence les jeunes garçons et les jeunes filles qui avaient reçu l'éducation la plus distinguée et qui avaient montré le plus d'aptitude et le plus de désir de s'instruire. C'est parmi eux aussi qu'elle a fait plus de victimes. Elle s'annonçait ordinairement chez eux, quinze jours ou trois semaines à l'avance, par une céphalalgie frontale fort incommode, symptôme non équivoque d'une subirritation du cerveau. Le délire, dans ce cas, se déclarait quelquefois dès le quatrième jour, et alors toutes les ressources de la médecine étaient impuissantes.

Il était bien prouvé que cette fièvre n'était pas contagieuse. Toutes les personnes étrangères qui ont soigné les malades et qui ne les ont quittés ni jour ni nuit ne l'ont pas contractée ; et cependant j'ai vu parfois, dans la même maison, trois, quatre et même cinq individus en être atteints en même temps. Cela vient sans doute de ce qu'ils se trouvaient dans des conditions absolument identiques ; de ce que, habitant le même lieu, respirant le même air, suivant le même régime, ayant les mêmes habitudes et se livrant aux mêmes travaux, ils présentaient les mêmes prédispositions.

Je ferai une remarque qui a déjà été faite pendant le cours des maladies épidémiques ou qui se communiquent par voie d'infection et dont on n'a pas donné, jusqu'ici, d'explication satisfaisante : c'est que cette fièvre typhoïde se concentra dans la partie haute de la ville, et que les parties moyenne et basse en furent complètement exemptes ; quoique le haut de la ville soit beaucoup plus sain et mieux aéré que la partie inférieure, que les habitations y soient plus vastes et plus espacées, que la population y soit moins agglomérée et moins malheureuse. Le choléra, dans ses deux invasions en France, en 1832 et 1849, nous a offert également des exemples de ces anomalies dont la cause échappe à notre perspicacité.

Je signalerai une observation pratique à laquelle j'attache un grand intérêt, parce qu'elle se trouve en contradiction avec l'opinion de plusieurs médecins qui ont écrit sur la fièvre typhoïde.

Quelques praticiens, je le sais, ont recommandé l'appli-

cation des vésicatoires aux membres inférieurs dès le début
de la maladie, comme le moyen le plus efficace pour prévenir les accidents cérébraux et faire avorter la maladie. Si ma
mémoire ne me trompe pas, l'un de mes anciens condisciples, le docteur Bodin-Desplantes, de Nantes, fait le plus
grand éloge de cette méthode et affirme en avoir obtenu des
succès presque constants.

D'autres praticiens des plus recommandables et en bien
plus grand nombre recommandent, au contraire, d'apporter
la plus grande circonspection dans l'application des vésicants
à la peau dans les fièvres typhoïdes en général, surtout si
elles revêtent le caractère adynamique et ataxique, parce
que les plaies qu'ils déterminent se gangrènent avec une
grande facilité et que, dans tous les cas, ils occasionnent de
vives douleurs qui épuisent rapidement les forces des malades.

Il est possible que cette crainte soit fondée dans certaines localités et qu'elle paraisse justifiée par ce qui arrive
dans quelques hôpitaux qui ne réunissent pas tous les gages
de salubrité désirables dans l'intérêt des malades. Les
journaux de médecine publient un trop grand nombre de
faits semblables recueillis par des médecins instruits et
consciencieux pour qu'il soit permis de les révoquer en
doute; mais une expérience de 46 ans me donne le droit
d'affirmer que, dans la ville que j'habite, les dérivatifs à la
peau sont une ressource précieuse pour le médecin. Il est
bien rare que les vésicatoires se gangrènent ; et quand cela

arrive, c'est tout-à-fait à la fin de la maladie, lorsque les forces vitales sont épuisées, lorsque l'innervation ne se fait plus qu'à peine ou qu'il y a un commencement d'épanchement dans la cavité cérébrale; de sorte qu'on peut dire que la mortification des plaies n'est point, dans ce cas, la cause, mais seulement l'indice et l'avant-coureur d'une mort prochaine. Je dirai plus et je ne crains pas d'être démenti par mes honorables confrères qui ont dû faire les mêmes remarques que moi, c'est que l'effet des vésicatoires, dans les fièvres typhoïdes, est d'autant plus salutaire et la guérison d'autant plus probable, que les plaies sont plus profondément ulcérées; tandis que si elles restent superficielles, n'intéressant pas le derme, elles ont peu d'influence et n'enraient pas la marche de la maladie.

On peut trouver, à ce que je crois, la raison de cette différence d'action dans la douleur violente et permanente que cause à un malade une ulcération profonde de la peau. Cette douleur, en maintenant en dehors une irritation très vive, empêche l'affection consécutive de l'arachnoïde. Tous les médecins savent que cette complication fait le plus grand danger des fièvres typhoïdes, et que lorsqu'ils n'ont à combattre que l'irritation de la muqueuse gastro-intestinale, même avec ulcération des follicules muqueux, ils obtiennent bien plus de succès que lorsqu'il y a complication de symptômes nerveux.

Quand même l'innocuité de l'application des vésicatoires dans les maladies asthéniques, dans notre pays où l'air vif et stimulant du nord se fait souvent sentir, ne nous serait pas démontrée par l'observation journalière, devrions-nous nous priver de ce moyen puissant de réveiller les forces engourdies et d'établir un mouvement fluxionnaire vers la peau, lorsque nous voyons tous les jours les ulcérations gangréneuses du sacrum, non-seulement ne pas avoir de suites fâcheuses dans ces maladies, mais encore devenir quelquefois critiques. J'ai vu, et il n'est pas un vieux médecin qui ne puisse se rappeler des faits semblables, le sacrum mis entièrement à nu par la chute d'escarres d'une grande étendue et le malade se rétablir. .

Cet avantage de l'application des vésicatoires dans les fièvres typhoïdes que nous sommes appelés à traiter paraîtra sans doute moins problématique aux médecins qui ne partagent pas notre opinion, lorsqu'ils sauront que nous ne rencontrons jamais ou presque jamais chez nos malades les pétéchies que certains auteurs considèrent comme un signe essentiel et inséparable des fièvres typhoïdes ; tant il est vrai que la nature des maladies se modifie, qu'elles offrent des différences essentielles dans les symptômes qui les caractérisent et réclament des médications diverses suivant les climats, les mœurs, les habitudes et l'hygiène propres au pays qu'on habite. Aussi, en quittant les écoles et les hôpitaux pour nous disséminer sur tous les points de la France, nous apercevons-nous promptement qu'il manque quelque chose à notre éducation médicale, la connaissance du pays. Nous arrivons avec des principes fixes et bien

arrêtés sur les maladies, sur les traitements qui leur conviennent, et lorsque nous nous étudions à mettre à profit
les leçons de nos maîtres, nous acquérons bien vite la
conviction qu'il n'y a rien d'absolu ni d'exclusif dans la
nature ; qu'il n'existe pas plus dans les maladies que dans
les individus deux *entités* parfaitement identiques, et nous
reconnaissons toute la sagesse du précepte de Baglivi [1] :
« Una eademque methodus, sivè remedia præscribendi, sivè
» diætam instituendi, singulis regionibus non quadrat, sed
» varia variis ; aliter enim in morbis curandis tractandi
» sunt Itali, sub adusto climate et sobriè viventes ; aliter
» Galli, Hispani, Angli, Germani, aliique, suâ quique uten-
» tes aeris temperie et suo quique victûs genere. »

La fièvre typhoïde est un protée qui démontre le vide
des théories, échappe aux investigations des meilleurs
observateurs et déjoue tous les systèmes. Aussi, il n'existe
pas de maladie qui ait suscité plus de controverses qu'elle
et qui ait été dotée de traitements plus divers et plus multipliés.

Certains médecins, lui attribuant une cause unique et en
faisant une maladie spéciale, *sui generis*, l'ont fait consister
dans l'inflammation et l'ulcération des follicules de l'intes-
tin et des ganglions mésentériques. Cependant, tous les
jours, les ouvertures de cadavres et les recherches les plus

---

[1] Édition de Pinel. 1er volume, page 215.

minutieuses démontrent l'absence de cette altération organique.

Plusieurs la regardent comme une gastro-méningite et la
traitent au moyen des saignées générales et locales et des
vésicants.

Les uns n'y voient au début qu'une fièvre intermittente
ou rémittente de mauvaise nature, dans le genre de l'*hémi-
tritée* des anciens, et prônent le sulfate de quinine comme
un remède souverain. Roëderer et Wagler vont même jusqu'à dire qu'on peut estimer que la source de toutes les
fièvres abdominales n'est autre qu'une fièvre intermittente
de laquelle proviennent toutes les autres, même les fièvres
malignes les plus pernicieuses, comme une suite de postérité
corrompue et dégénérée. [1]

D'autres lui trouvent un grand rapport avec la fièvre
mésentérique de Baglivi et n'ont recours qu'aux évacuants.

Quelques-uns sont convaincus qu'elle est due à un empoisonnement miasmatique et fondent leur espoir sur l'emploi des vésicatoires qui, suivant eux, font l'effet d'un si-
phon lymphatique.

Un médecin distingué et ses adhérents ne veulent voir
en elle qu'une variole interne qui, au lieu d'avoir son siège
à la peau, fait irruption sur la muqueuse intestinale. Ils
assurent la guérir en administrant le sulfure noir de mer-

---

Traité de la fièvre muqueuse, page 39.

cure à l'intérieur et en faisant des frictions sur l'abdomen avec la pommade mercurielle.

Il en est qui, adoptant l'hypothèse de M. Carnot, expliquent sa fréquence et sa gravité chez les jeunes gens, non par la surexcitation du cerveau, résultat immédiat d'études trop pénibles et de veilles prolongées qui usent les organes avant qu'ils aient atteint leur entier développement, mais par l'introduction de la vaccine en France, méthode à laquelle ils n'accordent que le pouvoir de retarder de quelques années le développement de la petite-vérole sans en modifier la nature sceptique ; de telle sorte que la maladie, au lieu d'exercer ses ravages sur les enfants pendant les premières années de leur naissance, attaque sourdement les viscères internes et attend que les sujets soient dans toute la force de l'âge pour les frapper et en faire ses victimes. Cette hypothèse est basée sur des calculs mathématiques.

Enfin, d'autres, attachant moins d'importance aux lésions des viscères abdominaux qu'à celles du système nerveux et aux désordres qui en sont la suite, cherchent à rompre le spasme et à rappeler les mouvements vitaux à la périphérie par l'emploi de l'hydrothérapie. C'est également dans cette intention que quelques-uns de nos confrères emploient l'émétique à haute dose, d'après la méthode de Rasori et de Thomassini.

Ce qu'il y a de très vrai dans tout cela, c'est que la fièvre typhoïde n'est point une affection identique dans tous les pays et dans tous les temps ; qu'elle subit la puissante

influence du climat, des habitudes locales et qu'elle revêt
les formes des constitutions médicales régnantes, inflammatoire, bilieuse, catarrhale, adynamique ou ataxique. Par
conséquent le traitement doit varier suivant l'élément prédominant qui lui imprime son cachet.

Dans la commune d'Autun et notamment sur les bords
de l'Arroux, il n'est pas rare de voir la fièvre typhoïde
débuter par deux ou trois accès franchement intermittents
ou rémittents, sous le type tierce ou double-tierce. Sans
tirer de cette observation une conclusion aussi exclusive
que celle de Roëderer et de Wagler, je dirai qu'elle concorde
parfaitement avec les remarques faites par M. le professeur
Trousseau à propos de fièvres typhoïdes qui, dans le principe, se montrent sous la forme intermittente ; remarques
consignées dans le cahier de septembre 1831 du Journal
de médecine et de chirurgie pratiques.

Je pense comme lui que dans ce cas particulier, la fièvre
typhoïde subit, à son origine, l'influence d'une constitution
intermittente ; et, en effet, la forme que je signale ici se
présente plus fréquemment dans les localités qui sont expo-
sées aux débordements de l'Arroux et qui, par le défaut
d'une pente suffisante, ne favorisent pas l'écoulement des
eaux.

Mais si, sous ce rapport, je partage entièrement l'opinion
de ce célèbre médecin, j'en diffère complètement quant
aux inductions pratiques qu'il tire de ce fait ; parce que je
considère, dans ce cas, le type intermittent ou rémittent,

non comme accidentel, mais comme étant essentiel et inhérent à la nature de la maladie.

Ainsi, M. Trousseau blâme l'administration du quinquina non-seulement comme entièrement inefficace, mais encore parce que la manifestation tardive de l'état typhoïde ayant lieu après son emploi, cette coïncidence peut être interprétée au détriment du médecin. Et bien, une longue expérience m'a prouvé que si le médecin est appelé dès le début de la maladie et qu'il puisse donner le sulfate de quinine lorsque la fièvre conserve encore le type intermittent, il a la presque certitude de faire avorter la maladie. S'il est appelé, au contraire, trop tard, quand la fièvre est devenue continue, alors les préparations de quinquina, bien loin d'être utiles, aggravent le mal. Ce n'est que lorsque la maladie, après avoir atteint son *summum* de gravité, commence de perdre de son intensité, que l'on peut y avoir recours avec avantage, parce qu'alors le type intermittent ou rémittent reparaît invariablement et se maintient jusqu'à ce que la convalescence soit complète.

Que l'on ne m'objecte pas que j'ai pu avoir à traiter, en même temps que de véritables fièvres typhoïdes masquées à leur début, des fièvres paludéennes et que les succès obtenus dans cette circonstance par l'emploi des fébrifuges ont pu m'abuser et me faire croire, à tort, qu'en cas d'omission de cette médication spéciale, ces dernières fièvres eussent subi une dégénérescence étrangère à leur essence propre. Il n'en est rien ! J'ai vérifié un grand nombre de fois que dans les hameaux, dans les familles mêmes où ces fièvres typhoïdes à forme intermittente frappaient simultanément plusieurs individus et présentaient chez tous les mêmes symptômes, offraient les mêmes épiphénomènes, suivaient la même marche, j'ai vérifié, dis-je, que ceux qui prenaient le sulfate de quinine à temps échappaient à la maladie, tandis que les autres en subissaient les terribles conséquences.

J'ai observé quelques cas de fièvres typhoïdes *discrètes*, comme les appelle M. le docteur Trousseau, dont la durée s'est bornée à un septénaire, mais ils sont extrêmement rares. Je rangerai aussi sous le nom de *bénignes*, quoique cette expression puisse paraître hasardée, ces fièvres typhoïdes avec forme muqueuse dans lesquelles l'engorgement des ganglions mésentériques est peu considérable, le météorisme peu prononcé et le gargouillement de la fosse iliaque droite peu sensible, surtout si elles ne se compliquent d'accidents nerveux qu'après le troisième ou au plus tôt après le second septénaire. Cette variété est assez commune dans notre pays ; ces fièvres durent en général trente, quarante jours et dépassent même quelquefois le soixantième sans se terminer d'une manière funeste. J'ai déjà dit que celles qui s'accompagnent de symptômes cérébraux, dès les premiers jours, sont presque toujours promptement mortelles.

J'ai insisté sur ces vérités pratiques, sans que je prétende en faire une règle générale, une espèce d'aphorisme, mais parce qu'elles sont incontestables dans notre contrée et que j'espère que leur connaissance pourra être utile aux jeunes médecins qui viendront plus tard exercer leur profession dans l'Autunois.

### § 7. Croup épidémique de 1841.

Le croup était pour ainsi dire inconnu à Autun avant 1841. Jusqu'à cette époque, je n'en avais observé que trois cas bien constatés, et j'ai entendu dire au docteur Thevenot, alors doyen des médecins d'Autun, que dans plus de 40 ans de pratique il n'en avait reconnu qu'un pareil nombre.

Dans l'hiver de 1840 à 1841, la diphthérite laryngo-trachéale ou *croup* parut épidémiquement. Elle attaqua non-seulement les enfants en bas âge, mais encore quelques adultes. La maladie généralement bénigne chez ces derniers, fit de nombreuses victimes parmi les enfants, surtout dans le commencement, parce que les parents, ne se doutant pas encore de sa gravité, se laissaient abuser par le calme qui succédait subitement à la première crise et ne réclamaient les secours de la médecine que dans le fort de la seconde période, lorsque la fausse membrane était entièrement formée et que la suffocation devenait imminente.

Par la suite, les parents, mieux éclairés sur le danger que couraient leurs enfants, appelèrent le médecin dès l'apparition des premiers symptômes, quand la maladie n'existait encore qu'à l'état de laryngo-trachéite simple et on en sauva un grand nombre.

La forme la plus ordinaire qu'adopta l'épidémie fut celle
de croup catarrhal. Les saignées locales, les vomitifs répétés, quelques applications de synapismes et de vésicatoires
furent les moyens le plus généralement employés et qui
eurent le plus de succès quand ils furent appliqués à temps.
Cette médication ne dut être modifiée que dans un très
petit nombre de cas. La *laryngo-trachéotomie* n'a jamais
été pratiquée à Autun. Le peuple, qui a une répugnance
extrême pour toute espèce d'opération, n'y consentirait pas,
et dans la classe aisée qu'une bonne éducation met à l'abri
de fâcheux préjugés, de préventions absurdes, le croup a
frappé moins de sujets et a présenté moins de gravité parce
qu'il a été combattu dès son principe.

Dans une excellente relation d'une épidémie de diphthéropathie qui a envahi les communes d'Etang, de Saint-Didier-
sur-Arroux, de la Comelle et de Saint-Léger-sous-Beuvray,
arrondissement d'Autun, pendant les années 1841, 1842,
1843 et 1844, M. le docteur Daviot, à qui j'avais fait part de
la rareté du croup à Autun avant 1841, émet l'espoir que
« la constitution croupale ne trouvant que des conditions
» négatives de développement dans notre climat, ne sera
» jamais qu'une constitution éventuelle et ne deviendra pas
» permanente comme certaines épidémies qui, d'abord
» accidentelles, ont fini par se transformer en constitutions
» dominantes ou habituelles. » [1]

---

[1] Relation d'une épidémie de diphthéropathie par M. Daviot, page 11.

Malheureusement il n'en a pas été ainsi. Depuis l'invasion de cette cruelle maladie, elle est restée stationnaire à Autun. Tous les ans, pendant la mauvaise saison, nous en observons un assez grand nombre de cas dans nos faubourgs et dans nos hameaux.

### § 8. Fièvres intermittentes.

Les fièvres intermittentes sont très communes dans la ville d'Autun. Elles règnent principalement au printemps et pendant l'automne. Elles adoptent de préférence les types tierce et double-tierce. Les fièvres quotidiennes et quartes sont plus rares. J'ai observé quelques doubles-quartes.

Les fièvres tierce et double-tierce sont en général bénignes. Celles du printemps cessent ordinairement d'elles-mêmes sans autre médication que des boissons délayantes et un laxatif. Il est rare qu'elles dépassent le septième accès. En automne, elles sont plus tenaces, plus sujettes à récidive ; elles exigent presque toujours l'emploi du sulfate de quinine. Les quotidiennes résistent plus longtemps encore ; mais les fièvres quartes sont les plus rebelles de toutes et l'épithète de *tutior sed longior* leur est parfaitement applicable. J'en ai vu une en 1850 qui a duré une année entière chez un jeune homme fort, vigoureux et parfaitement constitué, quoique pendant ce laps de temps il y ait eu deux intervalles d'apyrexie complète, l'un de deux mois et l'autre de deux mois et demi. Cette fièvre a trouvé sa solution à Vichy en 1851.

Le sulfate de quinine est le principal remède, l'on pourrait presque dire le seul que nous employions pour combattre
les fièvres intermittentes. Il est inutile de l'administrer aux
fortes doses auxquelles on a recours dans les pays maréca-
geux. Cinquante à soixante centigrammes donnés deux eu
trois jours de suite suffisent pour arrêter les fièvres les plus
graves, et à cette dose nous voyons rarement ces irritations
gastriques qui succèdent souvent à l'administration d'un à
deux grammes de ce sel. Je suis, dans l'application de ce
remède, l'ancienne méthode recommandée par Torti, Wer-
loff, Grimaud, Baumes, Alibert, etc. C'est-à-dire que je le
fais prendre à l'époque la plus rapprochée de l'accès qui
finit et la plus éloignée de l'accès qui doit revenir. J'ai re-
cornu que cette manière est plus sûre et qu'elle a moins
d'inconvénients.

Quand les fièvres automnales ont été coupées, il est indispensable, pour prévenir les rechutes, de recourir de
huit jours en huit jours à de nouvelles doses de sulfate de
quinine, jusqu'à ce qu'un mois en entier se soit écoulé.
Quand elles sont d'une nature tout-à-fait bénigne, il suffit,
pour obtenir le même résultat, de donner chaque jour au
malade une ou deux cuillerées de vin de Seguin ou une
tasse de forte décoction de sommités de petite centaurée,
de gentiane ou de germandrée.

Dans notre pays, l'engorgement de la rate a lieu souvent
dans les fièvres intermittentes, mais il n'en est pas le précurseur, le compagnon indispensable, comme l'affirme

M. le professeur Piorry. Depuis que son opinion à cet égard et les discussions dont elle a été le sujet à l'académie de médecine me sont connues, j'ai examiné avec la plus scrupuleuse attention tous les malades que j'ai vus atteints de fièvres intermittentes; je puis attester que dans un grand nombre et je dirai même dans le plus grand nombre des cas, la tuméfaction de la rate ne précède pas l'invasion de la fièvre, mais qu'au contraire on ne la découvre qu'après la révolution d'un certain nombre d'accès.

J'ai remarqué, il est vrai, dans quelques circonstances, l'intumescence de la rate se prononcer dès le début de la maladie et disparaître comme par enchantement après les premières doses de quinquina, ainsi que le dit M. Piorry; mais ces cas sont tout-à-fait exceptionnels, ils ne se présentent que de loin en loin à notre observation. Cette opinion, du reste, ne m'est pas personnelle; elle est également celle de mes confrères avec lesquels j'ai quelquefois discuté ce point de doctrine. Je ne prétendrai pas néanmoins qu'il doive en être ainsi partout ailleurs; je sais qu'il n'y a pas de règle universelle en médecine et je dis à l'imitation de Baglivi : *Augustoduni scribo et in acre Augustodunensi.*

Puisque j'ai effleuré la question encore controversée des rapports plus ou moins intimes existant entre les altérations de la rate et les fièvres intermittentes, je juge utile de rapporter ici un fait très curieux dont je n'ai pas trouvé d'analogue dans ma pratique ni dans les auteurs que j'ai lus, et qui, par sa singularité, doit intéresser tous les médecins praticiens.

M..... de Limanton [1], d'un tempérament bilioso-sanguin, d'une taille moyenne, vigoureusement constitué, fut atta- qué, pour la première fois dans l'automne de 1830, d'une fièvre tierce qui devint quarte pendant l'hiver et ne cessa qu'au printemps de 1831. Il était alors âgé de 24 ans. Il resta languissant jusqu'au mois d'août suivant qu'il reprit la fièvre. Elle ne cessa qu'au mois de décembre, lorsque le temps devint froid et sec. Il passa l'hiver de 1831 à 1832 dans un état de souffrance continuel et il remarqua que le mal- aise augmentait toutes les fois que le temps était humide, et qu'alors l'hypocondre gauche se tuméfiait considérable- ment. Son médecin constata une hypertrophie de la rate avec induration ; il lui conseilla d'aller prendre les eaux de Vichy.

Il s'y rendit au mois de juin 1832. M. le docteur Lucas le mit à l'usage de l'eau de la Grande-Grille. Il eut à s'en louer pendant les huit premiers jours, mais ce mieux ne se soutint pas et M..... quitta Vichy au bout d'un mois, plus souffrant qu'il n'y était arrivé.

De retour à Limanton, il fut repris de la fièvre avec le

---

[1] Limanton, situé dans le département de la Nièvre, est bordé d'un côté par l'*Aron*, rivière assez considérable, dont les eaux s'épanchent et stagnent très longtemps dans de vastes prairies, et de l'autre côté par une espèce de lac qui se dessèche en grande partie pendant les chaleurs et ne présente plus en été que quelques pieds de vase. L'eau y est détestable et mal' saine. Les fièvres intermittentes sont endé- miques dans ce pays et tous les ans elles frappent un tiers et quelque fois même moitié de la population. Le froid sec les fait cesser.

type tierce au mois d'août, comme l'année précédente. On commençait de se servir assez généralement du sulfate de quinine et on lui en administra de légères doses qui rendirent les accès moins pénibles, mais ne rétablirent pas les forces. L'engorgement de la rate allait toujours en augmentant. Cet accident était si commun dans le pays qu'on y attacha très peu d'importance.

L'hiver de 1832 à 1833 se passa comme le précédent, sans fièvre. La rate prit un développement tel que l'exercice du cheval devint presque impossible. Second voyage à Vichy sans plus de succès que la première fois. Retour de la fièvre au mois d'août. Elle devint continue en automne et elle prit le caractère de fièvre lente nerveuse.

C'est dans cet état de souffrance que se passèrent l'automne et l'hiver de 1833. Le printemps de 1834 apporta peu de soulagement à tous ces maux. M..... retourna une troisième fois à Vichy, consulta M. Petit qui le fit très peu boire et préféra l'emploi des bains. Ce nouveau traitement n'eut aucun résultat favorable.

En quittant Vichy, le malade se rendit à Nevers et se confia aux soins de M. le docteur *Senelle*. Ce médecin pensa que l'engorgement de la rate était la suite d'une inflammation latente qu'il fallait d'abord combattre. Il fit appliquer à plusieurs reprises un grand nombre de sangsues à l'anus, fit prendre des bains amidonnés et frictionner l'hypocondre gauche avec une pommade iodurée. Sous l'influence de cette nouvelle médication, la fièvre hectique disparut, mais l'état de la rate ne s'améliora nullement. Ce viscère était énorme, refoulant en tous sens les parois abdominales, et il devenait très douloureux au toucher à l'époque où les fièvres intermittentes sévissaient.

Fatigué de toujours souffrir, M..... partit pour Paris au mois de novembre 1835. Il consulta MM. Jadioux et Récamier qui appliquèrent deux moxas à l'hypocondre gauche et un troisième à l'aine gauche où il existait, depuis quelque temps, un engorgement douloureux. Après la guérison de ces premiers moxas, on en appliqua deux autres au même hypocondre. Leur effet fut assez prompt et la rate diminua à peu près d'un quart; mais le système nerveux fut si vivement impressionné qu'il fallut cesser tout traitement.

M..... quitta Paris au mois de mars 1835. Il ne retourna pas à Limanton et il se fixa dans un pays sain et bien exposé. Il eut la précaution de prendre quelques doses de sulfate de quinine dans les temps pluvieux, ce qui le mit à l'abri du retour de la fièvre. Sa santé sembla se consolider peu à peu quoique l'altération organique de la rate restât la même, et il parvint ainsi jusqu'en 1841 sans ressentir aucune indisposition notable.

Le 10 mai 1841, à la suite de plusieurs parties de chasse, M..... fut pris subitement d'un vomissement de sang qui fut suivi de déjections également sanguines. Son médecin évalua à deux ou trois kilogrammes la quantité de sang rendue dans la journée. Il fut saigné deux fois en 24 heures et il prit une potion astringente dont l'extrait de ratanhia et l'eau de Rabel faisaient la base. Cette hémorrhagie s'arrêta de suite ; huit jours après le malade vaquait à ses occupations ordinaires. Je noterai ici une circonstance importante : *c'est qu'à mesure que le vomissement s'effectuait, la rate revenait peu à peu à des dimensions presque normales.*

Au mois de juin, on le renvoya encore une fois à Vichy. Il s'en trouva plus mal que par le passé, et pendant les mois d'août et de septembre il sentit plus vivement que les années précédentes l'influence des fièvres régnantes. La rate avait repris un développement extraordinaire.

Le 1er novembre suivant, M..... rendit quelques selles sanguinolentes. On pratiqua trois fortes saignées en deux jours, dans l'espoir de dégager la rate et de prévenir une crise imminente. Cette mesure préventive n'eut aucun succès. Dans la journée du 7, le malade vomit l'énorme quantité de quatre kilogrammes et demi d'un sang pur, écumeux et rutilant. Les astringents actifs et la glace ne purent arrêter l'hématémèse. Le malade, entièrement exsangue, semblait être sur le point d'expirer. Il resta pendant vingt jours entiers entre la vie et la mort et le rétablissement fut si long qu'il ne pouvait pas encore quitter le lit le 1er janvier 1842. Dans cette seconde hémorrhagie comme dans la première, *à chaque vomissement on s'apercevait que la rate perdait de son volume,* et le même phénomène a été observé dans toutes les crises subséquentes.

A la suite de cette anémie, il survint une ascite considérable avec infiltration des extrémités inférieures. L'administration de la digitale pourprée à l'intérieur et l'application successive de quatre larges vésicatoires sur l'abdomen eurent un plein succès. Il fit ensuite usage des ferrugineux.

A la fin de l'été, M..... retrouva ses forces et il partit pour Pougues. Les eaux portèrent au dernier degré la surexcitation du système nerveux et plus particulièrement celle du nerf pneumo-gastrique, de sorte que l'estomac ne put désormais supporter le moindre médicament. Il éprouva pour la première fois un gonflement douloureux des vaisseaux hémorrhoïdaux, mais il ne fluèrent pas.

En quittant Pougues, le malade, redoutant la saison des fièvres, alla s'établir dans les montagnes du Charollais. Il y passa l'hiver assez bien. En juillet 1843, il eut des déjections sanguines abondantes qui durèrent plusieurs jours et désemplirent la rate. Ce mieux fut de courte durée. La rate se gonfla de nouveau rapidement, et le 8 août l'hématémèse recommença et l'ascite reparut à la suite.

Le malade entrait à peine en convalescence, lorsqu'au mois d'octobre suivant, les vomissements revinrent avec plus de violence qu'en août, et ils eurent des conséquences plus fâcheuses. Indépendamment d'une véritable méningite qui leur succéda, il fut sujet, pendant six mois au moins, à des évanouissements et à des mouvements convulsifs généraux qui revenaient presque quotidiennement. L'ascite consécutive se montra très rebelle; elle ne se dissipa qu'au bout de dix-huit mois, malgré l'énorme quantité de scille, de digitale pourprée et autres diurétiques actifs qu'il prit.

C'est à la fin de cette terrible crise, au mois de mars 1844, que M..... vint habiter Autun et fit appeler M. le docteur Lagoutte, son ami. L'air pur et stimulant de nos montagnes lui fut d'abord favorable. Les forces, le sommeil et l'appétit reparurent. L'année 1845 se passa en entier sans retour de fièvre et de vomissement ; on aurait pu croire le malade en pleine voie de guérison si la dureté et le volume de la rate, qui occupait tout le devant de l'abdomen, n'eussent prouvé que la maladie était toujours existante et qu'elle n'attendait qu'une occasion favorable pour éclater. Un bourrelet hémorrhoïdal considérable, qui ne fluait jamais, fatiguait aussi beaucoup le malade à cette époque.

M. Lagoutte, dans cette circonstance, crut devoir consulter à Paris. Il s'adressa à MM. Récamier, Chomel, Marjolin, Guersent et Michon. Ces célèbres médecins s'accordèrent unanimement à recommander l'administration du sulfate de quinine à haute dose (d'un à quatre grammes par jour), comme le moyen le plus sûr de resserrer le tissu spongieux de la rate et de parvenir à déterminer une induration complète qui ne permettrait plus au sang de pénétrer ce viscère, de s'y accumuler en grande quantité et de s'y soustraire, en quelque sorte, aux lois de la circulation. Il n'a pas été possible de suivre ce conseil, les plus faibles doses de sulfate de quinine provoquant des céphalalgies, des éblouissements, des tintements d'oreille et un soda insupportable.

Après un intervalle de vingt-sept mois, M..... fut pris inopinément et sans motif appréciable, le 2 février 1846, de

12

selles sanguines pures, dans la journée, et de vomissements
pendant la nuit. M. Lagoutte m'appela en consultation. La
quantité de sang évacuée dans les vingt-quatre heures a été
d'un kilogr. par les voies inférieures et de deux kilogr.
par l'estomac. Ce sang était pur, écumeux, rutilant, res-
semblant en tout au sang artériel. L'hémorrhagie a continué
pendant trois jours, mais en diminuant graduellement, et,
comme je l'ai déjà dit, la rate qui était assez développée
pour garnir littéralement toute la partie antérieure de l'abdomen, diminuait à chaque vomissement; le quatrième jour
elle était réduite à sa dimension normale, très dure et nullement sensible à la pression. Nous nous bornâmes pour toute
médication aux boissons acidulées, aux potions astringentes
et à l'emploi de la glace tant à l'intérieur qu'à l'extérieur.

Le premier effet de cette hémorrhagie fut de plonger le
malade dans une prostration complète : la peau était entièrement décolorée, le pouls filiforme, la voix éteinte ; les
yeux restaient constamment fermés et des syncopes fréquentes donnaient des inquiétudes pour sa vie ; puis peu à
peu le pouls reprit un peu de force et alors se développèrent
successivement tous les accidents qu'on avait observés
dans les crises précédentes : une insomnie opiniâtre, une
céphalalgie intolérable, des spasmes généraux qui revenaient périodiquement et qui nous forcèrent à avoir recours
au sulfate de quinine en frictions, puis enfin la bouffissure
de la face, l'infiltration des membres inférieurs et l'épanchement séreux dans l'abdomen.

L'excessive irritabilité de l'estomac excluant toute médication active, ce ne fut qu'à la fin d'avril que M.... entra en convalescence. M. Lagoutte profita de ce répit pour le conduire à Lyon, où il arriva le 11 mai, afin de consulter M. le docteur Prunelle.

Cet habile praticien fut d'abord frappé, comme nous l'avions été nous-mêmes, de ce que le sang rejeté par les vomissements et qui était évidemment contenu dans la rate, était du sang artériel et non du sang veineux comme celui que renferme habituellement ce viscère. Il dit, dans sa consultation, que quoiqu'il ait vu des milliers de rateleux, tant en France qu'en Italie, il n'a jamais observé de cas analogue à celui de M..... Il a vu nombre de fois l'hématémèse se déclarer lorsque l'engorgement du parenchyme splénique est si considérable que le sang ne peut plus y être admis ; mais ce sang est noir, grumeleux, poisseux, en un mot, *mélanoïque*. Ici, il est au contraire écumeux et vermeil. C'est, ajoute-t-il, une fluxion sanguine à la manière de celle qui s'opérait chez le cardinal *Cibo* dont *Valveda* nous a donné l'histoire.

M. Prunelle, abordant la question du traitement, reconnaît deux indications principales à remplir :

1° Combattre la fluxion splénique.

2° Chercher à diminuer cette fluxion par la diminution du vase qui la reçoit.

L'épanchement séreux forme l'objet d'une indication secondaire.

Pour remplir la première indication, il conseille d'établir un cautère au bras et de provoquer le flux hémorrhoïdal par l'application fréquente d'une ou deux sangsues au plus à l'anus et par l'usage des suppositoires aloëtiques ; on sait, en effet, que les vaisseaux hémorrhoïdaux sont les émonctoires naturels de tous les engorgements sanguins du bas-ventre.

La seconde indication exige l'emploi de tous les médicaments dont le tannin fait la base et surtout des martiaux que Soëmmering préconise pour donner plus de consistance et de dureté à la rate. Mais, malheureusement, ces remèdes sont formellement contre-indiqués tant par l'éréthisme du système nerveux que par le caractère actif de la fluxion sanguine. Il faut donc y renoncer au moins pour le moment et attendre une circonstance plus favorable.

On pourvoit à la troisième indication en donnant à très petite dose la digitale combinée avec la ciguë (conium maculatum).

Ce traitement prophylactique, et certes bien rationnel, que nous avions déjà adopté depuis longtemps, ne nous fut d'aucun secours ; il ne prévint pas plus les récidives que les eaux de Vichy, de Pougues, les moxas et les saignées dérivatives ne l'avaient fait.

Le 11 juillet 1847, M...., eut une selle sanguine peu abondante et immédiatement après deux vomissements de sang pur. Ce sang, du poids d'un kilogramme et demi, écumeux, rutilant, s'est coagulé de suite et a fourni une sérosité verdâtre abondante. Après ce vomissement la rate a diminué de près de moitié.

Dans la journée du 12, il y a eu sept vomissements et deux selles qui ont fourni trois kilogrammes de sang sans aucun mélange de matières fécales ni de mucosités. Seulement le sang des selles était plus délayé ; il conservait sa couleur vermeille.

Le 13, M..... a encore rendu dans deux vomissements, qui ont été les derniers, près d'un kilogramme de sang, ce qui fait pour les trois jours la quantité énorme de cinq kilogrammes et demi. Ce jour-là, la rate était entièrement vide. Elle était dure, ratatinée et tout-à-fait indolente.

Comme dans les crises précédentes, l'état anémique fut complet ; le corps devint froid ; le malade perdit entièrement connaissance ; il fut insensible à l'action de la moutarde, des ventouses et des excitants les plus puissants. On ne put lui faire avaler une seule goutte de boisson. Les urines coulèrent involontairement et en petite quantité.

Cet état dura deux jours entiers après lesquels il s'établit une réaction fébrile. La céphalalgie se déclara ; les extrémités se réchauffèrent ; la connaissance revint ; le pouls devint saisissable, et plus tard, à mesure que les forces reparaissaient, que l'hématose se faisait et que le visage se colorait, le volume de la rate augmentait, et on le vit de jour en jour se développer jusqu'à ce qu'elle fût arrivée de nouveau à sa plus grande dimension.

Quinze jours après la crise, l'ascite se déclarait avec une

intensité qu'elle n'avait pas encore présentée ; et malgré un traitement aussi actif que l'état particulier de l'estomac pouvait le permettre, elle n'était pas entièrement dissipée lorsque, le 17 janvier 1848, l'hématémèse reparut. Dans l'espace de deux jours, le malade rejeta par en haut et par en bas six kilogrammes et demi de sang de même nature que par le passé.

A dater de ce moment, il n'y eut plus de convalescence, le mal fit des progrès rapides. L'ascite compliquée d'anasarque atteignit promptement son plus haut degré, ne permettant plus au malade de se coucher et le menaçant sans cesse de suffocation. Nous n'osâmes pas tenter la ponction dans la crainte de blesser la rate qui avait pris un grand développement ; mais, par l'administration des drastiques, par l'application des vésicatoires aux mollets et en faisant des mouchetures aux malléoles, nous prolongeâmes autant que nous pûmes la vie du malade qui succomba le 16 juin suivant.

J'ai jugé inutile, en relatant cette curieuse affection, d'entrer dans des détails sur les divers modes de médication que nous fûmes forcés d'employer pendant son cours pour enrayer sa marche. C'eût été allonger sans nécessité cette observation qui, par son étendue, a peut-être fatigué votre attention ; mais qui, par le rôle important et vraiment inusité que la rate y joue, a dû exciter vivement votre intérêt.

J'ai en vain feuilleté tous les ouvrages que j'ai pu me

procurer, qui ont traité *ex professo* des fièvres intermittentes ou des fonctions et des maladies de la rate. Je n'ai pas
trouvé un seul cas parfaitement analogue à celui que je
viens de vous citer.

Les auteurs, et notamment M. le professeur Piorry, ont
bien signalé dans certains cas de fièvres intermittentes
des alternatives d'augmentation et de diminution presque
subites du volume de la rate ; mais ils n'ont jamais dit
avoir vu le viscère faisant l'office d'un vaste réservoir sanguin et être transformé, pour ainsi dire, en un énorme
vaisseau anévrismatique qui, lorsqu'il a atteint son plus
haut degré d'extension, s'ouvre tout-à-coup et se vide
dans l'estomac.

Je dois dire cependant que le numéro 13 de la Revue médicale de Dijon, page 180, contient une observation qui,
sans avoir un rapport immédiat avec la maladie de M......,
présente cette circonstance remarquable, que la rate ayant
été piquée en pratiquant la paracenthèse, il s'en écoula, en
assez grande quantité, un sang de la couleur du sang artériel et qui se coagula de suite. Le rédacteur fait, à ce sujet,
les réflexions suivantes : « En opposition avec la croyance
» générale des anatomistes, répétant tous, depuis *Vésale*
» et *Paré,* que le sang de la rate est noir, la blessure de
» cet organe, chez ce malade, nous présente le sang qui
» en découle en tout analogue, pour ses propriétés physi-
» ques, à celui qui circule dans les vaisseaux des autres
» viscères. Sa rutilence et sa prompte coagulation dans le

» fait que nous rapportons indique l'erreur où sont sur ce
» point tous nos physiologistes. »

Partout où règnent les fièvres intermittentes ou rémittentes, surtout en automne, le médecin doit examiner avec
soin si elles n'ont pas de tendance à dégénérer en fièvres
pernicieuses ; souvent un délai de vingt-quatre heures suffit
pour décider du sort du malade. Indépendamment des conditions atmosphériques qui, dans certaines localités, contri-
buent puissamment à développer le caractère insidieux et
à rendre les fièvres de cette nature tellement fréquentes
qu'on peut les considérer comme épidémiques, il suffit
quelquefois d'une disposition particulière du sujet et d'une
surexcitation habituelle de quelque viscère pour faire naî-
tre l'épiphénomène qui caractérise la maladie.

Les fièvres pernicieuses qu'on observe plus fréquemment à Autun sont celles qu'on désigne sous les noms de
*céphalalgique,* de *délirante* et de *soporeuse.* La *péripneu-
monique* n'est pas non plus très rare. En 1847 j'en ai vu
six cas. Ayant toujours été appelé à temps, j'ai eu le bonheur de sauver ces six malades en suivant une méthode
mixte et alternative ; employant les antiphlogistiques pendant les accès et donnant le sulfate de quinine pendant les
rémissions. J'en ai continué l'usage quelques jours encore
après la cessation de la fièvre, et les convalescences
ont été rapides et sans récidive. A l'exception d'un seul,
ces malades avaient déjà eu auparavant des fluxions de poitrine.

Il arrive rarement que les fièvres intermittentes ou rémittentes prennent le caractère pernicieux dès leur début.
Ordinairement, ce n'est qu'après une révolution de plusieurs accès que la fièvre, qui s'était montrée bénigne jusque-là, change de nature et annonce un danger inaccoutumé
par suite d'un symptôme grave qui devient prédominant.
Cependant, j'ai vu un jeune homme débile et éminemment
scrofuleux périr dans un premier accès de fièvre pernicieuse algide. J'ai été souvent appelé à la campagne pour
voir des malades qui n'avaient inspiré d'inquiétude qu'au
début d'un second accès de fièvre et que je trouvais morts
ou mourants à mon arrivée ; mais, en général, ce n'est
qu'au troisième accès que la maladie devient mortelle, si
le médecin appelé trop tard ou trompé par de faux renseignements n'a pas administré le sulfate de quinine à doses
suffisantes ou à temps utile.

Les malades atteints de fièvres intermittentes rebelles
deviennent quelquefois hydropiques. Ces hydropisies reconnaissent le plus souvent pour cause ou une irritation chronique des viscères abdominaux avec ou sans engorgement,
ou bien un refroidissement subit qui détruit l'équilibre entre l'exhalation des membranes séreuses et l'absorption des
liquides épanchés. Dans le premier cas, l'hydropisie se fait
lentement ; elle est très rebelle ; elle occupe presque toujours la cavité abdominale. Dans le second cas elle se fait
plus rapidement et guérit plus aisément. Elle a son siège
dans le tissu cellulaire. Les moyens qui nous réussissent le

mieux dans le traitement de l'une et de l'autre sont les diurétiques et les drastiques, tels que les préparations de scille,
de digitale pourprée, de kahinça et de colchique d'automne.

Nous faisons surtout un grand usage de la digitale qui
décore de ses fleurs d'un beau pourpre nos terrains pier-
reux et arides. Cette plante est un sédatif précieux du système vasculaire et un diurétique puissant. Je ne chercherai point à expliquer cette double action dont le médecin
tire un si grand profit dans la pratique. Il me suffit de la
signaler.

Je crois avoir reconnu que la digitale, sous forme de
sirop ou en poudre, agit surtout comme *sédative*, quoique
quelques médecins et notamment le docteur *Sanders*, qui
lui accorde une puissance stimulante d'une grande énergie,
aient pensé le contraire [1]. J'ai vu plusieurs fois leur administration pendant trois à quatre jours seulement faire tomber le pouls de quatre-vingts et même de cent pulsations à
quarante chez les personnes atteintes d'hypertrophie du
cœur. Quand, au contraire, je veux augmenter la sécrétion
des urines, je me sers de préférence de la décoction dont
j'ai souvent obtenu des effets merveilleux dans l'hydrothorax et surtout dans l'anasarque.

Je ne mets pas en doute la véracité des médecins qui
affirment que, dans les contrées marécageuses telles que la

[1] Essai sur la digitale pourprée, par J. Sanders, traduit de l'anglais par Murat.

Bresse par exemple, où les fièvres intermittentes sont endémiques, la phthisie pulmonaire est inconnue. Ce qui est vrai
pour un pays peut être faux pour un autre. Ainsi, je puis
assurer qu'à Autun les fièvres intermittentes et la phthisie
pulmonaire règnent simultanément et que ces maladies y
sont l'une et l'autre communes.

### § 9. Maladies inflammatoires.

Quoique le tempérament sanguin prédomine chez les
Autunois, les maladies inflammatoires sont rarement fran-
ches, *exquises*, comme on dit, sans doute à cause de l'ins-
tabilité de la température. Elles sont habituellement modi-
fiées par la complication de l'élément catarrhal ou bilieux.
Aussi, un traitement antiphlogistique actif ne trouve-t-il
son application que sur des sujets éminemment pléthoriques.
Les inflammations pulmonaires elles-mêmes exigent rarement des saignées répétées coup sur coup, suivant la méthode strangulatoire du professeur Bouillaud qui en obtient
de si brillants succès à Paris. A Autun, les pneumonies et
les pleurésies sont souvent bilieuses, telles que Stoll les a
décrites dans son traité de médecine pratique, et elles réclament fréquemment l'emploi des évacuants pendant leur
cours et après leur terminaison.

Je dirai en passant que j'ai remarqué chez plusieurs individus une tendance prononcée à la reproduction des infla-
mations de poitrine. Ainsi, j'ai eu pour client un homme
qui, pendant huit années de suite, a eu tous les ans une

pneumonie. On conçoit facilement qu'une première maladie peut laisser à sa suite, dans l'organe qui en est le siège, certaines altérations qui disposent au retour de cette même affection ; mais ce qui est remarquable dans le cas que je cite et ne s'explique pas aussi facilement, c'est que cette pneumonie s'est constamment déclarée du 15 au 20 janvier. Je noterai également comme une circonstance qui n'est pas sans intérêt, qu'après ces huit années la disposition à la pneumonie a complètement cessé. La personne en question a vécu quinze ans après sans en être atteinte de nouveau.

J'ai établi en principe que les maladies inflammatoires étaient rarement *exquises* dans notre pays. Cette observation est surtout applicable aux habitants de la partie montagneuse de la commune d'Autun plutôt qu'aux citadins. Pour peu qu'on ait pratiqué la médecine dans les hameaux de Montmin, Saint-Georges, Fragny, Montromble, etc., on reconnaît bientôt que la race morvandelle, si robuste en apparence, porte en elle une faiblesse radicale qui fait, qu'à peu d'exceptions près, les maladies dans nos montagnes s'accompagnent d'atonie et repoussent, dans le plus grand nombre de cas, un traitement débilitant.

J'attribue cette faiblesse constitutionnelle des Morvandeaux, non-seulement aux travaux pénibles auxquels ils sont livrés dès leur bas âge, mais plus particulièrement à une mauvaise nourriture qui nuit à leur développement, prolonge leur enfance, avance leur vieillesse et les abâtardit pour ainsi dire. Une autre cause qui n'y est pas étrangère non plus a été indiquée par M. le docteur Carion : c'est la précocité des mariages faits avant le développement complet des garçons et des filles, chez lesquels l'époque de la puberté est très tardive.[1]

A l'occasion de l'épidémie dyssentérique qui a régné à Roussillon en 1849, j'ai présenté au Conseil d'hygiène quelques réflexions sur la différence de tempérament et d'énergie vitale qui existent entre l'habitant de nos montagnes et celui de la ville et surtout celui du vignoble. J'ai démontré que le caractère de leurs maladies différait essentiellement. Comme ces réflexions ont un rapport direct avec l'objet dont je m'occupe et qu'elles rentrent par conséquent dans le plan de ce travail, je crois devoir en donner ici une copie textuelle.

La dyssenterie qui sévit à Roussillon rentre dans la classe des dyssenteries muqueuses. Très peu de cas ont offert un caractère inflammatoire prononcé, et encore, dès les premiers jours, cette phlogose passagère, en quelque sorte trompeuse, a-t-elle fait place à une atonie générale caractérisée par le refroidissement de tout le corps, la pâleur de la face, la faiblesse et l'irrégularité du pouls. Cette adynamie si prompte, si complète chez des gens qui passent pour être forts et vigoureux, ne surprend pas ceux qui ont étudié les

---

[1] Renseignements communiqués à M. Ragut et insérés dans sa Statistique, vol. 1er, page 291.

mœurs, les habitudes, le genre de nourriture et le tempérament des habitants du Morvan.

Exposés dès leur enfance à toutes les intempéries des saisons, mal vêtus, plus mal nourris, élevés dans la malpropreté, assujétis à des travaux corporels bien au-dessus de leurs forces, leur croissance est tardive, incomplète. Le système musculaire est peu développé chez eux ; l'estomac et les intestins sont constamment distendus et fatigués par une nourriture grossière, peu riche en principes nutritifs ; les mauvais sucs abondent, les maladies cutanées sont endémiques, en général incurables, et l'âge de soixante ans, auquel très peu arrivent, est pour eux l'âge de la caducité.

Les maladies dominantes sont toutes celles qui dépendent d'un excès de travail, d'un mauvais régime ou de la suppression brusque de la transpiration : les scrofules, les catarrhes, l'asthme, les pneumonies, les pleurésies, les lésions organiques du cœur et des gros vaisseaux, les engorgements du foie, de la rate, les irritations chroniques de l'estomac et surtout le squirre du pylore, les fièvres intermittentes rebelles, les affections rhumatismales et les hernies. Ces affections presque toutes chroniques se développent principalement de vingt à trente ans, et placent par conséquent les sujets dans la position la plus défavorable, lorsqu'une maladie épidémique ou simplement sporadique vient à se déclarer.

En les voyant habitués dès leur bas âge aux travaux les

plus rudes, cultiver péniblement leurs montagnes dans la belle saison, et pendant la mauvaise voyager constamment jour et nuit, exposés à la pluie, à la neige et au froid, en suivant le pas lent de leurs bœufs, on les croirait doués d'une constitution robuste et d'un tempérament athlétique ! Il n'en est rien. Sous ce rapport, il existe une différence énorme entre la population de la ville et du vignoble et celle du Morvan. D'où vient cette différence qui est surtout frappante à l'époque de la conscription qui met en regard, d'un côté le vigneron grand, bien fait, au visage fortement coloré, à la poitrine bien ouverte, aux larges épaules, et de l'autre côté le Morvandeau faible, chétif, aux membres grêles, qui souvent n'a pas atteint, à vingt ans, la taille exigée par la loi pour être soldat? Elle reconnaît pour cause principale le mode d'alimentation.

En effet, le vigneron est bien nourri; il mange un pain savoureux fait presque entièrement avec la farine de froment; il a très souvent de la viande à ses repas et il boit journellement du vin, du moins dans les années abondantes; tandis que le Morvandeau se nourrit d'un pain de seigle noir et grossier, de bouillie de sarrazin et de pommes de terre. Presque jamais il ne mange de viande; il ne boit du vin qu'au cabaret où se font tous les marchés, toutes les transactions et alors il s'enivre; de sorte qu'au lieu de trouver dans le vin un cordial qui restaure ses forces épuisées, il en fait un agent délétère qui ruine sa santé et le dispose aux irritations chroniques et aux engorgements des viscères abdominaux. Aussi, quoique dans l'état de santé ils aient en apparence la même vigueur, qu'ils supportent les mêmes fatigues, qu'ils soient également courbés par les mêmes travaux, il en est tout autrement dans l'état de maladie.

Le premier, doué d'une grande force vitale, offre dans ses maladies de nombreuses ressources au médecin. Celui-ci a affaire à une nature riche; il agit avec énergie, car il sait qu'il peut compter sur des réactions puissantes. Le second, au contraire, débile et usé avant l'âge, est promptement abattu par la maladie même la plus bénigne. Dès les premiers jours, l'excitation fait place à l'atonie; le pouls devient mou et faiblit; la prostration se prononce; on ne peut espérer de crise salutaire là où la faiblesse domine. Cette *force de résistance vitale,* qui appartient aux organisations généreuses et les défend si énergiquement contre les causes de destruction qui les menacent, est nulle chez lui ou du moins elle est si faible qu'elle n'oppose au mal que des efforts impuissants; aussi est-elle promptement vaincue.

Faut-il donc s'étonner, s'il en est ainsi, que la dyssenterie épidémique qui a régné à Roussillon ait fait un si grand nombre de victimes [1]! Faut-il s'étonner que malgré l'absence de toute cause connue d'infection, de tout élément sceptique appréciable, les malades aient offert, presque dès le début, tous les symptômes de l'adynamie la plus complète!

---

[1] Cette maladie a enlevé 35 personnes sur 200 malades. La population de la commune est de 1,689 habitants.

Il serait surprenant, au contraire, qu'il en eût été autrement avec la constitution physique et les dispositions particulières des habitants. Si cette épidémie avait envahi la ville ou le pays vignoble, sans doute elle eût présenté un caractère inflammatoire plus prononcé et des saignées générales ou locales eussent été indispensables. Mais, dans nos montagnes où l'asthénie prédomine, quoiqu'on y respire un air vif, pur et fort oxigéné, on doit être très avare d'évacuations sanguines. C'est ce qu'une longue pratique m'a appris.

Ce parallèle établi sur l'observation des faits nous ramène à cette grande vérité, qu'un médecin ne doit point se créer de système ni adopter une méthode unique. Il doit, avant d'agir, consulter l'exposition des lieux, les climats, les constitutions médicales et les habitudes du pays où il réside. « In remediis præscribendis, semper ante oculos habe tui » climatis naturam, tuorumque popularium temperiem. » [1]

J'ai été économe de saignées dans ma pratique, non par système, mais parce que l'observation m'a convaincu que nos paysans ne supportaient pas facilement les déplétions sanguines abondantes ou fréquemment répétées. Cependant j'ai fait parfois exception à cette règle générale : en voici un cas assez remarquable pour mériter d'être cité.

M. le docteur Pinot, de Bourbon-Lancy, m'adressa, en 1837, une de ses malades qui venait habiter Autun. Il me

---

[1] Baglivi, Praxeos medicæ, lib. 1, page 66.

prévint qu'il donnait, depuis deux ans, ses soins à cette dame fortement constituée et d'un tempérament sanguin très prononcé, et que l'expérience lui avait prouvé qu'il était indispensable de la saigner tous les quinze jours. Si on négligeait de le faire, elle était prise de palpitations violentes, d'une vive céphalalgie, et elle tombait dans une léthargie profonde qui se prolongeait quelquefois pendant deux ou trois jours et dont on ne la tirait qu'en la saignant à blanc.

Pensant que cette assertion était un peu exagérée et comptant d'ailleurs sur le changement de climat, de régime et d'habitudes pour modifier favorablement l'état de la malade, je voulus en faire l'épreuve et je laissai passer les quinze jours sans lui tirer de sang. Le seizième, elle éprouva de fortes palpitations, une céphalalgie gravative insupportable que des pédiluves sinapisés ne dissipèrent pas, et le jour suivant, dans la matinée, la léthargie se déclara subitement. Elle resta sans connaissance, tout-à-fait immobile, les paupières fermées, avec le pouls très faible et sans mouvement perceptible d'élévation et d'abaissement des côtes. Les stimulants les plus actifs, un flacon d'ammoniaque liquide placé sous les narines, les sinapismes, de rudes frictions, ne firent aucune impression sur elle. Il fallut recourir à la saignée du bras. La première, d'un demi-kilogramme, ne fit aucun effet. On la répéta deux heures après et la malade commença de donner quelques signes de connaissance. Trois jours après, elle était entièrement remise.

j'ai observé trois ou quatre autres crises semblables qui ont eu lieu, soit parce qu'on y a mis un peu de négligence, soit parce qu'elles ont devancé l'époque ordinaire et que je n'ai pas été prévenu à temps. Dans la première année de son séjour à Autun, M. le docteur Grillot a saigné cette dame une trentaine de fois; elle l'a été au moins vingt-quatre fois la seconde. Depuis cette époque, les retours de congestion cérébrale ont été moins fréquents, et quoique cette fâcheuse disposition n'ait pas encore entièrement cessé, il suffit maintenant de trois ou quatre saignées au plus par an pour prévenir les accidents. Les palpitations qui annoncent et précèdent les crises sont simplement nerveuses et ne dépendent pas d'un vice organique du cœur. Ce viscère est dans l'état normal.

### § 10 Maladies éruptives.

Les fièvres exanthémateuses, roséole, rougeole, scarlatine, varicelle, urticaire, etc., règnent tous les ans épidémiquement au printemps et en automne. Malgré cela, depuis que je pratique, je n'ai pas eu connaissance à Autun d'une seule épidémie maligne et meurtrière, ce qui fait l'éloge de la salubrité du pays.

Il ne faudrait pas en conclure néanmoins que ces fièvres ne font pas de victimes. Quelque bénignes qu'elles soient, elles emportent un certain nombre d'enfants, surtout dans la classe pauvre où ils sont très mal soignés et abandonnés à eux-mêmes. Nulles précautions ne sont prises pour ce qui concerne le régime ni sous le rapport de l'exposition à l'air. Que la température soit chaude et sèche ou qu'elle soit froide et humide, on les laisse courir dans les rues souvent avant que l'éruption soit entièrement passée, et toujours longtemps avant que la desquammation de l'épiderme soit achevée. Aussi, ceux qui succombent périssent-ils moins dans les premiers jours de la maladie, lorsque la fièvre et l'exanthème sont dans toute leur force, que dans la seconde période, lorsque les parents les croient hors d'affaire et ne conservent plus aucune inquiétude.

La terminaison la plus ordinaire et la plus fâcheuse de ces diverses affections, quand elles sont contrariées dans leur marche ou arrêtées subitement dans leur cours, est l'anasarque. Elle est cependant rarement mortelle si les enfants sont tenus chaudement et s'ils ne refusent pas de prendre les boissons diurétiques et laxatives qui forment la base du traitement. Le plus grand obstacle qui s'oppose à leur guérison est leur obstination à rejeter tout ce qu'on leur offre. J'ai bien des fois dû céder à leur entêtement, effrayé par leurs cris et par les mouvements convulsifs qui les agitent quand on veut leur faire avaler quelques cuillerées de tisane ou de bouillon.

L'urticaire se présente assez souvent à notre observation. Elle n'affecte aucune saison particulière et prend quelquefois la marche chronique. Dans ce dernier cas elle cause, surtout la nuit, des démangeaisons insupportables ; elle jette les malades dans un état de tristesse et de surexcitation nerveuse difficile à dépeindre. Les boissons délayantes, les narcotiques et les purgatifs répétés sont les moyens qui m'ont le mieux réussi.

J'ai vu quelques cas de fièvre miliaire chez les nouvelles accouchées. Elles n'ont jamais entraîné d'accidents et n'ont pas duré plus de trois à quatre jours. La suette miliaire ne nous a pas encore visités. J'ai entendu dire qu'elle avait paru dans l'arrondissement de Beaune en 1849, en même temps que le choléra, et qu'en général elle y avait été meurtrière.

Quant à la variole, elle a pour ainsi dire disparu depuis quelques années, surtout depuis l'institution des médecins cantonnaux. Le grand nombre de vaccinations qu'ils pratiquent tous les ans nous a délivrés de ce fléau. Nous n'en voyons plus, comme je l'ai dit ailleurs, que quelques cas isolés, et elle envahit rarement une commune entière. Le bienfait de la vaccine est-il trompeur comme le prétend notre honorable compatriote M. Carnot, et la génération virile doit-elle payer la dette de l'enfance? C'est ce que je ne me chargerai pas de décider. Si les chiffres semblent plaider en faveur de cette opinion, le raisonnement et l'observation sont évidemment contre elle.

*Nota.* Depuis que cet article est écrit, une épidémie de scarlatines et de rougeoles a envahi le petit séminaire. Dans l'espace d'un mois, elle a frappé 17 élèves sur 200. Dix ont eu la fièvre scarlatine et sept la rougeole. Parmi les premiers, deux ont eu une scarlatine maligne. Un a succombé. Chez les autres, la maladie a été bénigne et a suivi une

marche régulière. Il en a été de même des rougeoles qui
n'ont présenté aucun danger. Depuis quelques jours, je
n'observe pas de malade nouveau. Tel est l'état du pensionnat au 24 juin 1852, jour où je livre cette feuille à l'impression.

Sur ces 17 malades, comme je viens de le dire, dix ont
été atteints de la fièvre rouge et sept de la rougeole. A quoi
cela tient-il ? Pourquoi cette diversité de maladies chez des
sujets suivant le même régime, ayant les mêmes habitudes,
couchant dans les mêmes dortoirs et également soumis à la
même influence épidémique ? La cause de la rougeole et
de la scarlatine, qu'on la fasse dépendre de miasmes flot-
tant dans l'air, d'une véritable intoxication, ou qu'on l'attribue aux variations brusques de la température, serait-
elle identique, et des circonstances purement individuelles
détermineraient-elles seules la forme de la maladie ? Suivant
les prédispositions particulières des différents organes à
devenir le siège de l'irritation, l'influence épidémique déve-
lopperait-elle indifféremment chez les uns l'angine tonsillaire, et chez les autres le larmoiement, le coryza et la
bronchite, symptômes précurseurs de l'éruption qui caractérise l'une et l'autre maladie ? Je suis tenté de le croire.
Quoique ces affections aient des symptômes parfaitement
distincts qui ne permettent pas de les confondre, cependant,
leur incubation, leur durée, leur marche, leur terminaison
parfaitement identiques, leur apparition aux mêmes époques
de l'année, leur coïncidence fréquente dans la même épi-

démie, tout annonce qu'il existe entre elles une grande
analogie.

Ce qui se passe au petit séminaire prouve que ces deux
affections peuvent régner en même temps dans un lieu très
resserré, et se suppléer dans des conditions particulières
aux individus placés dans le foyer d'infection. Ce sont ces
conditions personnelles qui impriment à la maladie l'une
ou l'autre forme. Ma conviction, sous ce rapport, est complète ; elle se fonde sur les considérations suivantes :

1° Presque tous les enfants atteints de rougeole n'ont
jamais eu la fièvre rouge. Pourquoi, dès-lors, n'ont-ils pas
contracté, comme leurs condisciples, la scarlatine qui a été
plus commune ?

2° La maladie a débuté pour eux comme pour les dix
autres par l'angine tonsillaire qui a persisté. Ce n'est qu'au
bout de vingt-quatre heures que la conjonctivite, l'enchifrè-
nement, la toux sèche et quinteuse sont venus la compliquer
et la dominer. Ils ont donc été bien réellement sous l'empire
de l'épidémie scarlatineuse, et néanmoins c'est la rougeole
qu'ils ont eue.

Je conclus de ces faits pratiques qui se sont souvent présentés à mon observation, que la scarlatine et la rougeole,
quoique ayant chacune des symptômes pathognomoniques
qui les différencient, sont, malgré cela, des maladies de
même nature ; qu'elles reconnaissent une même cause toxique
ou atmosphérique ; qu'elles règnent simultanément ; qu'elles
n'offrent pas au praticien de différences notables quant à

leur marche, à leur durée, aux accidents qui peuvent les compliquer et au traitement qui leur convient ; enfin, que les dispositions morbides dans lesquelles se trouvent chacun des individus exposés à la contagion, donnent seules naissance à l'une ou à l'autre variété d'éruption.

### § 11. Maladies cutanées.

Les maladies de la peau sont très communes dans la partie montagneuse de la commune d'Autun, et dans les faubourgs où vivent entassées les familles les plus pauvres et tous les indigents des communes voisines qui viennent s'y fixer pour avoir droit aux secours du bureau de bienfaisance. On peut dire, sans outrer la vérité, que les efflorescences, la gale, les différentes variétés d'herpès, de dartres, d'eczèmes y sont endémiques. On y rencontre fréquemment aussi la mentagre, le lupus, l'ichthyose et ces ulcères phagédéniques de nature putride qui ont ordinairement leur siège aux jambes et dont la guérison est si difficile chez des malheureux qui manquent de tout, même de linge pour les pansements.

J'ai établi, dans un mémoire présenté au Conseil d'hygiène le 19 juillet 1851, que la fréquence et la ténacité de ces affections cutanées devaient être attribuées à l'excessive malpropreté dans laquelle est plongée une partie des habitants de nos faubourgs et de nos campagnes. En effet, ils sont ordinairement couverts de vêtements sordides qu'ils ne quittent que lorsqu'ils tombent en lambeaux ; ils vivent en commun avec leurs animaux domestiques ; ils ne se lavent jamais les mains quoiqu'ils touchent fréquemment des substances infectes et mal saines. Aussi faisais-je un appel pressant à l'humanité de nos magistrats pour que, réalisant sans retard les intentions bienveillantes du gouvernement, ils établissent des bains publics et gratuits dans l'intérêt des classes nécessiteuses.

Cette importante innovation aurait non-seulement pour résultat immédiat la guérison de quelques-unes de ces hideuses maladies cutanées et l'adoucissement de celles qui sont plus graves et plus rebelles ; mais, en outre, j'ai la conviction que la coutume de prendre un ou deux bains tièdes par semaine, jointe à une alimentation qui s'améliore de jour en jour, modifieraient profondément la constitution de nos travailleurs et en feraient des hommes robustes, sains et vigoureux. C'est par ce motif que j'insistais sur la création des bains gratuits, parce que je pense que leur effet ne se borne pas à prévenir beaucoup de maladies, mais encore qu'ils doivent améliorer les races en détruisant les vices héréditaires.

Cet appel, appuyé du vœu unanime du Conseil d'hygiène, sera sans doute entendu. M. le maire et le conseil municipal, en ajoutant cette preuve à toutes celles qu'ils ont déjà données de leur vive sollicitude pour accroître le bien-être de leurs administrés, acquerront de nouveaux droits à la reconnaissance publique.

J'ai esquissé à plusieurs reprises, dans le cours de cet

ouvrage, le tableau des misères physiques qui frappent notre population pauvre, et j'ai indiqué les moyens qui me semblent les plus propres à y remédier. Ici finit le rôle du médecin.

Si je voulais peindre les misères morales qui la dégradent, combien ce tableau ne serait-il pas plus hideux et plus repoussant encore. Je ne suis jamais entré sans dégoût dans ces bouges où grouillent ces hordes de vagabonds venant de tous les coins de l'arrondissement encombrer nos faubourgs. Je ne déroulerai pas devant vos yeux, messieurs, leur vie de bohémiens ! Je ne vous montrerai pas ces familles entières, père, mère et enfants de tout âge et de tout sexe, étendus pêle-mêle sur la même couche ! Je ne vous signalerai pas ces derniers s'initiant ainsi, dès leur bas âge, à toutes les turpitudes, à toutes les infamies d'une existence dépravée et honteuse ! J'offenserais votre délicatesse, et d'ailleurs ceci n'est plus de votre ressort. Là commence le rôle du prêtre. C'est au ministre de la religion à pénétrer à son tour dans ces réduits infames, à remuer cette fange, à rougir de ce qu'il voit et de ce qu'il entend. Quelles répugnances n'a-t-il pas à surmonter ! De quel courage, de quelle résignation n'a-t-il pas à s'armer pour remplir une telle mission! Puisse-t-il, pour récompense d'un si grand dévouement, parvenir à détruire cette lèpre morale, source de tous les maux qui, dans notre siècle corrompu, affligent la société.

## § 12. Erysipèles.

Je ne dirai que quelques mots de l'érysipèle pour signaler une coutume très dangereuse qui est en vogue parmi le peuple : c'est l'application sur la partie enflammée de compresses trempées dans le vinaigre le plus fort. Des résultats fâcheux en sont quelquefois la suite. Depuis que je pratique, je n'ai vu mourir que deux personnes par suite d'érysipèle. Chez l'une, il avait son siège à la tête ; le visage était tuméfié, les yeux étaient fermés par le gonflement des paupières ; le cuir chevelu était rouge, douloureux au toucher et comme infiltré ; la fièvre était intense. On lui conseilla de se laver la tête avec du vinaigre ; peu d'heures après le délire s'était déclaré, et elle a succombé à une méningite aiguë.

Chez deux autres malades, dont l'un avait un érysipèle au bras et l'autre à la cuisse, les applications de vinaigre déterminèrent la gangrène. On les transporta à l'hôpital où ils furent traités par MM. les docteurs Gagnare et Grillot. Des dépôts énormes se formèrent ; le derme se mortifia en entier ; il fallut l'enlever dans une étendue considérable : la suppuration détruisit l'aponévrose et le tissu cellulaire intermusculaire, et ces malheureux ne se rétablirent qu'après quatre à cinq mois de souffrances très grandes et de soins assidus.

L'érysipèle est une maladie peu grave à Autun ; il est rarement phlegmoneux et ne s'abcède pas à moins qu'on ne commette de grandes imprudences. Aussi, malgré tout ce que nous lisons dans les journaux de médecine, des cures merveilleuses et rapides opérées par les frictions mercurielles, par l'application des vésicatoires *loco dolenti* ou du *collodion,* je m'en suis tenu jusqu'à présent à la médication ancienne par les délayants et les évacuants, qui est peut-être moins prompte, mais qui n'en est pas moins sûre, puisque, ainsi que je viens de le dire, je ne connais que deux cas d'érysipèle qui se soient terminés par la mort, et encore l'une de ces terminaisons funestes est-elle due à une imprudence.

L'érysipèle est parfois constitutionnel chez certains individus ; il revient fréquemment et en quelque sorte périodiquement. J'ai connu deux personnes qui ne passaient jamais quinze jours sans avoir, non pas un simple érythème, mais un véritable érysipèle plus ou moins prononcé. Cette singulière prédisposition s'est maintenue pendant plusieurs années.

### § 13. Zóna.

Il est une maladie regardée autrefois comme un érysipèle et qu'on range aujourd'hui dans la classe des herpès : c'est le *zóna, herpes zoster,* vulgairement appelé *feu Saint-Antoine.* Cette affection n'offre dans notre pays rien de remarquable qui puisse indiquer une influence particulière du climat. Elle dure ordinairement de deux à six semaines ; mais, dans quelques circonstances, elle se prolonge pendant des mois entiers.

C'est cette observation qui a déterminé le professeur
*Romberg,* de Berlin, à placer le zôna parmi les névralgies
plutôt que parmi les affections exanthématiques aiguës. Il
appuie son opinion sur ces faits : « Que le zôna peut avoir
» depuis longtemps disparu et les douleurs persister néan-
» moins à la même place avec la même énergie, pendant
» des mois entiers, de façon à tourmenter les malades au
» plus haut degré. » [1]

J'en ai en ce moment sous les yeux un exemple frap-
pant. Un homme atteint de zôna en février 1851, et chez
lequel il n'y a plus de trace extérieure de la maladie,
éprouve encore au mois de mars 1852, dans le côté qu'occupait le mal, des douleurs atroces qui, ne lui laissant que
quelques heures de répit par jour, l'ont plongé dans une
mélancolie profonde et lui ont inspiré un dégoût insurmon-
table de la vie.

Tous les moyens employés pour le soulager : les bains
tièdes, les applications de sangsues, les frictions narcotiques, les vésicatoires, l'emplâtre de poix de Bourgogne sti-
bié, les purgatifs, les antispasmodiques tels que le camphre,
l'assa-fœtida, le castoreum et tous les remèdes que l'observation montre efficaces contre les névralgies, n'ont eu jusqu'à présent aucun succès. Du reste, la santé générale ne
paraît pas ébranlée par ces longues souffrances. Il conserve

[1] Abeille médicale, année 1850, n° 23.

des forces, de l'appétit, et je ne m'aperçois d'aucun dérangement dans l'exercice des fonctions digestives. Le
moral seul souffre, et je ne sais quelle sera la fin de ce
*tædium vitæ* qui le tourmente.

### § 14. Maladies de la tête. Apoplexie et Paralysie.

Je dirai peu de choses de l'apoplexie et de la paralysie
qui en est la suite. Ces affections ne présentent dans notre
pays rien d'insolite qui mérite une mention particulière.
Je noterai seulement que j'ai observé quelques cas de pa-
raplégie de la face indépendants d'une hémorrhagie céré-
bra'e et suites d'un *coup d'air,* mot consacré à Autun
pour exprimer la position dans laquelle se trouve un homme qui a un des côtés du corps exposé à l'action d'un courant d'air froid, tandis que l'autre côté est relativement dans
une température plus douce. J'en ai vu notamment, en
1851, un exemple sur un jeune homme de quatorze à
quinze ans.

Après une nuit très calme et sans qu'il y ait eu aucun
symptôme précurseur, il s'est éveillé avec une demi-para-
lysie des muscles du côté gauche de la face. Le mouvement était aboli, mais la sensibilité n'était point altérée.
La paupière supérieure gauche restait abaissée; tous les
efforts du malade ne pouvaient la relever. La bouche était
déviée à droite et le côté droit grimaçait sans cesse, tandis que le côté gauche restait dans un repos absolu. Les
facultés intellectuelles étaient intactes; seulement le ma-

lade parlait avec un peu de peine. La déglutition n'était pas gênée ; la langue elle-même avait échappé à l'influence morbide, et il n'existait ni céphalalgie, ni engourdissement des membres supérieurs et inférieurs, ni fièvre.

. Cette maladie s'est terminée heureusement, après un traitement de près de deux mois qui a consisté dans l'emploi de quelques laxatifs et l'application de substances stimulantes sur le côté de la face paralysé, et narcotiques sur le côté opposé, de manière à rétablir l'antagonisme musculaire en rappelant l'énergie vitale et le mouvement dans les parties qui en étaient privées, et en les modérant dans celles où elles étaient en excès.

### § 15. Folie.

En tout temps on a prétendu que la folie était fort commune à Autun. Je l'ai toujours entendu dire et probablement on continuera de le répéter sans rechercher si la chose est fondée ou non. Il est des préjugés que le temps consacre et dont il est difficile ensuite de démontrer la fausseté. J'ignore sur quelles raisons cette opinion peut s'appuyer. Malheureusement, je n'ai pas pu me procurer les renseignements indispensables pour vérifier si réellement Autun compte, parmi ses habitants, un plus grand nombre d'insensés que les villes voisines. Ce qu'il y a de certain, c'est qu'il existe à Autun quelques familles où la folie est, en quelque sorte, héréditaire ; mais, outre que le nombre en est fort restreint et qu'il tend à diminuer de jour en jour, ce fait n'est pas particulier à Autun; il en est de même partout.

Nous avons maintenant quatorze aliénés dans la commune, trois hommes et onze femmes, ce qui fait un fou sur 857 habitants. Huit ont été envoyés dans des hospices ou dans des maisons de santé pour y être traités; six le sont dans leurs familles.

En 1812, M. le préfet Roujoux adressa à M. du Mesnil, sous-préfet d'Autun, une série de questions sur ce sujet. Il désirait connaître :

1° Le nombre des individus atteints de démence dans l'arrondissement d'Autun.

2° Les causes les plus générales de la folie.

3° Si elle était plus fréquente depuis quelques années que précédemment.

4° Si elle frappait plus de femmes que d'hommes.

5° Quel était l'âge qu'elle paraissait affecter de préférence.

6° Enfin, quel était le genre de folie prédominant.

Je fus chargé de ce rapport et je vais y puiser les réflexions suivantes qui, vraies dans le temps, le sont encore aujourd'hui.

Il existait à cette époque, dans tout l'arrondissement, neuf fous tranquilles, un fou furieux et huit idiots de naissance, en tout dix-huit aliénés. Ce nombre n'était certes pas considérable, mais il est possible qu'il ne fût pas tout-à-fait exact ; car probablement MM. les maires ne m'avaient adressé que la liste des fous résidant alors dans chaque commune et avaient négligé d'inscrire ceux envoyés dans des maisons de santé.

Je faisais observer qu'on ne pouvait assigner aucune cause générale, soit physique, soit morale, qui prédisposât particulièrement à la démence dans l'Autunois. En effet, on n'en trouvait aucune raison suffisante dans les qualités de l'air, dans les productions du sol, la nourriture habituelle, les mœurs et les occupations des habitants. Les causes morales ne devaient exercer que très peu d'influence. Les propriétaires vivent en général dans l'aisance ; ils ont peu d'ambition. L'artisan et l'homme du peuple, sans cesse occupés de travaux fatigants dont ils attendent leur subsistance, se livrent peu aux écarts de l'imagination. Le commerce y est peu étendu et dès-lors on voit rarement ces renversements subits de fortune qui, faisant passer les familles de la richesse à la misère, les plongent dans un désespoir qui conduit parfois à la folie. Les passions politiques agitent peu les populations qui restent assez calmes. Je ne vois pas alors pourquoi la folie serait plus commune à Autun qu'ailleurs.

Presque tous les cas de folie que je connais, à part ceux qui sont héréditaires et dont j'ai parlé plus haut, sont dus à des causes particulières telles qu'un coup reçu à la tête, la suppression du flux hémorrhoïdal ou du flux menstruel et plus souvent encore la suppression subite d'une maladie cutanée. J'ai vu un dérangement marqué des facultés intellectuelles accompagner une éruption dartreuse qui avait

14

envahi toute la tête et disparaître complètement lorsqu'on fut parvenu, par un traitement méthodique, à détruire cette maladie.

Il paraît certain, du moins plusieurs vieillards dignes de foi l'attestent, que, depuis une cinquantaine d'années, le nombre des insensés a sensiblement diminué à Autun. On pourrait peut-être en trouver la cause dans le régime alimentaire que l'on suit de nos jours. Il est de notoriété publique que la sobriété n'était pas la vertu favorite de nos devanciers. Ils restaient souvent des journées entières à table ; on pourrait citer des repas où, entre cinq à six convives, il s'est bu une feuillette de vin de la contenance de 112 litres. Aujourd'hui, ces excès sont tout-à-fait inconnus et cette circonstance doit avoir eu une grande influence sur la santé en général, et en particulier sur les affections du cerveau.

Les femmes sont plus souvent atteintes de démence que les hommes. La proportion est de 4 à 1. Cette différence s'explique par la susceptibilité nerveuse, la sensibilité exquise dont elles sont douées, qui font que tout les affecte vivement et qu'il n'est point pour elles de sentiment modéré. Leur imagination trop vive va toujours au-delà de la réalité ; une fois mise en jeu, elles ne peuvent ni la régler, ni la diriger, ni la ramener à l'état normal ; d'ailleurs, à combien de causes maladives, dont l'influence sur l'encéphale est bien prouvée, sont-elles sujettes ! Il nous suffira de noter l'irrégularité ou la suppression du flux menstruel et l'état de grossesse. Si les hommes résistent plus aisément, si leur raison paraît plus ferme et plus inébranlable, ils le doivent non-seulement à une éducation plus mâle, à un caractère plus énergique ; ils en sont aussi redevables à des organes plus robustes, à des fibres plus grossières qu'il est plus difficile d'émouvoir.

La folie se déclare ordinairement entre la trentième et la quarantième année. Elle est le plus souvent douce et loquace. La plupart de nos insensés sont libres. Ils se promènent dans les rues et ne font de mal à personne.

L'autorité municipale ne m'a signalé que deux ou trois idiots de naissance.

### § 10. Fluxions et Oreillons.

Avec les perturbations atmosphériques et les refroidissements subits auxquels Autun est si sujet, arrive le cortège des fluxions de toute espèce. Après les fluxions dentaires qui sont les plus nombreuses, nous placerons cette variété de *parotides* que les médecins désignent sous le nom d'*oreillons* et que le peuple appelle *giffles,* parce que l'engorgement ne se borne pas à la *parotide* et aux glandes sous-maxillaires, mais s'étend aussi aux joues qui sont tuméfiées comme si elles avaient été frappées violemment. Les *giffles* sont presque tous les ans épidémiques dans les pensionnats de garçons qui contiennent beaucoup d'élèves, comme le petit séminaire. Les petites filles y sont moins sujettes, probablement parce qu'on prend plus de précautions, qu'elles sont vêtues plus chaudement, qu'elles ont

constamment la tête et les épaules couvertes et qu'on ne
leur permet pas de prendre leurs récréations en plein air
lorsqu'il pleut, qu'il fait un vent très froid ou que la terre
est couverte de neige.

Les oreillons ne sont pas une maladie grave. Il suffit de
tenir la tête enveloppée avec des étoffes de laine et de provoquer doucement la transpiration par des boissons diapho-
rétiques pour que la guérison ait lieu dans le premier septenaire. Si l'inflammation de la parotide est assez prononcée
pour déterminer de la douleur, de simples cataplasmes
émollients la font promptement disparaître. Si l'engorgement
se prolonge au-delà du terme ordinaire ; si la tumeur, au lieu
de rester molle, prend de la dureté, quelques frictions faites
avec la pommade d'iodure de potassium amènent dans peu
de jours une résolution complète. Je ne connais pas une
seule terminaison fâcheuse ; je ne me rappelle même pas
avoir vu l'oreillon s'abcéder comme cela arrive si souvent
dans les parotides critiques qui surviennent pendant le cours
de certaines maladies. Enfin, la métastase sur les organes
sexuels est citée par tous les auteurs comme ayant fréquemment lieu. Quant à moi, je n'ai observé qu'un seul cas
d'orchite consécutive.

### § 17. Goîtres aigus et chroniques. Crétinisme.

Il est un autre genre de fluxions qui n'est point signalé
dans les traités de médecine et que je n'ai jamais rencontré
qu'au petit séminaire. C'est un engorgement considérable

de la glande thyroïde et de toute la partie antérieure du cou qu'on peut regarder comme un véritable goître aigu.

Cette maladie se déclare subitement comme les oreillons et elle frappe à la fois quinze ou vingt élèves. La première fois que je l'observai, mon étonnement fut grand, mais mon inquiétude dura peu, car au bout de quelques jours, je vis tous ces goîtres disparaître sans laisser aucune trace de leur existence. Cette espèce d'épidémie s'est renouvelée à cinq ou six reprises différentes, mais à des intervalles d'une ou de plusieurs années. On ne peut en accuser ni la qualité des eaux, ni le régime alimentaire de la pension, ni aucune autre cause qui soit propre à l'établissement. On doit l'attribuer à l'état de l'atmosphère. Si l'invasion de cette singulière maladie tenait à une cause permanente attachée à la localité, elle serait endémique et nous en aurions en tout temps et en toute saison des exemples, tandis que j'ai remarqué qu'elle faisait explosion seulement lorsqu'à une température douce et humide succédait tout-à-coup un temps froid et très sec, ou bien lorsqu'après quelques jours d'un beau printemps, nous voyions subitement et sans transition revenir l'hiver dans toute sa rigueur. [1]

[1] Cet article était rédigé depuis plusieurs mois et j'en avais fait lecture au Conseil d'hygiène dans sa séance du 14 février 1852, lorsque j'ai eu connaissance d'une note sur le goître estival épidémique présentée à l'académie des sciences, le 23 janvier, par M. Nivet, professeur-adjoint à l'école préparatoire de médecine de Clermont-Ferrand, et qui a été insérée dans la *Gazette médicale* du 28 février.

Le traitement de cette fluxion est très simple. Il se borne à entourer le col de lèches de laine ou de coton cardé et à des frictions de pommade d'hydriodate de potasse. La guérison ne se fait pas attendre au-delà de quinze jours à trois semaines au plus.

Cette observation m'a paru assez intéressante pour être citée. Je n'ai rien lu de semblable dans les auteurs. Fodéré[1] dit bien avoir observé chez plusieurs femmes des boursoufflements subits du col qui paraissaient du soir au matin et disparaissaient avec la même promptitude ; mais il n'en parle que comme de cas isolés et rien n'annonce qu'il ait vu le goître régner pour ainsi dire épidémiquement avec le

Les observations de M. Nivet confirment absolument les miennes sur les causes, la marche rapide et la guérison prompte de ces goîtres aigus ; il fait, comme moi, la réflexion que cette variété de goître n'a pas encore fixé l'attention des auteurs.

La Gazette médicale s'exprime ainsi : Voici les résultats principaux auxquels l'auteur est arrivé :

« Le goître peut régner d'une manière épidémique pendant l'été ou » l'automne ; il peut se développer rapidement sous l'influence de » causes agissant d'une manière toute locale, chez des individus qui » n'avaient offert antérieurement aucun symptôme de cette maladie ; » ce goître accidentel guérit promptement quand on le traite à son » début par des moyens convenables. Il est très imprudent de boire » de l'eau froide ou d'exposer le col à l'action de l'air extérieur lorsque » le corps est fortement échauffé. Dans ce cas, l'eau n'agit pas en » vertu de ses propriétés chimiques, mais par sa température. »

Cette citation suffira pour établir que M. le docteur Nivet et moi considérons de la même manière cette singulière affection.

[1] Traité du Goître et du Crétinisme, page 63.

caractère aigu et frapper en même temps et dans la même localité vingt ou trente personnes à la fois.

Ce qui ajoute encore à la singularité de cette observation, c'est que l'on sait que le goître est plus propre aux constitutions lymphatiques, qu'il attaque plus fréquemment les femmes que les hommes, et cependant je n'ai rien remarqué de pareil au Sacré-Cœur, au Saint-Sacrement et dans les autres pensionnats de demoiselles.

Je comptais borner là mes réflexions sur le goître ; mais le Comité central d'hygiène publique qui s'occupe en ce moment d'un travail spécial et complet sur le goître et le crétinisme, ayant écrit aux conseils d'hygiène des arrondissements pour avoir des renseignements exacts sur les localités où le goître est endémique, j'ai cru devoir, pour ce qui concerne la commune d'Autun, entrer dans de plus grands détails et consigner ici le peu que j'ai appris sur cette matière, laissant à MM. les médecins cantonnaux le soin de répondre pour les autres communes de l'arrondissement aux différentes questions qui leur ont été adressées.

Autun a toujours été regardé comme ayant beaucoup de goîtreux. On en accuse l'abondance des sels calcaires dissous dans les eaux de puits dont on fait usage dans les parties basses de la ville. Cependant, il est certain, comme je l'ai déjà dit, qu'en raison de l'acide carbonique libre qu'elles contiennent, ces eaux ne sont pas de mauvaise qualité ; il est également vrai qu'on n'a jamais compté un nombre de goîtreux plus considérable dans cette partie de la

ville que dans les quartiers hauts et dans les grands établissements où l'on ne boit que de l'eau de fontaine chimiquement pure. Aussi, n'ai-je jamais partagé cette opinion.
Aujourd'hui surtout que presque tous les médecins sont
convaincus que ce n'est pas dans la présence de la magnésie
ou du sulfate de chaux dans l'eau dont on fait usage, ni dans
la nature des aliments qu'il faut chercher la cause prédis-
posante du goître, mais dans l'action débilitante d'une
atmosphère constamment humide, surtout s'il s'y joint au
printemps, en été et en automne l'influence pernicieuse d'une
grande chaleur ; comment pourrait-on supposer qu'Autun est
un pays de goîtreux, lui qui se trouve dans des conditions
topographiques entièrement opposées à celles qui favorisent
le développement du goître ? Les montagnes granitiques
d'où s'échappent ses eaux, son terrain houiller défavorable
au goître, suivant M. Grange, son exposition au plein nord,
l'air vif et très stimulant qu'on y respire, sa situation
sur un plan fort incliné, tout exclut l'existence de cette
humidité permanente qui domine dans toutes les vallées où
le goître est endémique.

Ce que je viens de dire est rigoureusement vrai, et
cependant j'avouerai que dans deux localités de la commune
d'Autun, le faubourg Talus et le hameau de Couhard, on
observe un assez grand nombre de goîtreux.

Le faubourg Talus surtout semble donner un démenti
formel à mes assertions, puisque, d'après le recensement
fait en 1851 par M. le docteur Valat, sur une population de

116 habitants, il présente 38 goîtreux [1]. Cela tient à ce que ce faubourg, sous le rapport topographique et hygiénique, se trouve en opposition complète avec tout le reste de la ville.

Situé dans une gorge étroite à laquelle on arrive par une pente fort raide, traversé par le ruisseau de *Fontaine chaude* venant de Rivaux, à l'abri des vents du nord-est, de l'est et du midi ; ouvert au vent d'ouest qui nous amène la pluie et les orages ; composé de maisons basses, mal aérées,

---

[1] Les tableaux dressés par M. Valat concernant les goîtreux du faubourg Talus qu'il a groupés suivant le sexe, l'âge et les habitations, m'ont paru assez intéressants pour être rapportés ici.

| 1er TABLEAU. | | 2e TABLEAU. | |
|---|---|---|---|
| SEXE. { Masculin. | 4 | De 1 à 10 ans révolus. | 3 |
| Féminin. | 34 | De 10 à 20. | 7 |
| | 38 | De 20 à 30. | 5 |
| | | De 30 à 40. | 9 |
| 3e TABLEAU. | | De 40 à 50. | 1 |
| 8 maisons en contiennent chacune un | 8 | De 50 à 60. | 4 |
| 8 id. deux. | 16 | De 60 à 70. | 5 |
| 1 id. trois | 3 | Au-dessus de 70. | 1 |
| 1 id. cinq | 5 | | 38 |
| 1 id. six | 6 | | |
| | 38 | | |

4e TABLEAU.

HÉRÉDITÉ. { 12 sont entre eux dans des rapports de parenté de mère à fils et à fille ;
3 de nos goîtreuses sont sœurs.

DOMICILE. { 16 sont nés et ont presque toujours eu leur domicile au *Petit-Puits* ;
22 n'y sont pas nés, mais ils y ont chacun, en moyenne, 12 ans et 9 mois de domicile.

et par conséquent mal saines, n'abritant qu'une population
pauvre, mal vêtue et mal nourrie; ce faubourg me rappelle les misérables hameaux de la Maurienne, tels que je
les ai vus en 1805. Le soleil n'y paraît pas pendant une
notable partie de l'année, et en été, la chaleur y est étouf-
fante.

Là, le goitre est évidemment héréditaire. On le voit se
transmettre des mères aux filles, car, comme partout ailleurs, cette difformité est plus commune et dans une proportion étonnante (34 contre 4) chez les personnes du sexe.
Les hommes qui mènent une vie plus active, qui quittent
leurs espèces de tannière pour aller travailler dans les
champs où ils respirent un air plus salubre et reçoivent l'influence salutaire de la lumière et du soleil, y sont beaucoup
moins sujets.

On rencontre aussi des goitreux dans le hameau de Couhard, mais en moindre quantité que dans le faubourg
Talus. La position de ce hameau situé à mi-côte de la montagne de ce nom, dans un lieu très sain et exposé aux vents
du nord et du nord-est, semblerait devoir le mettre à l'abri
de ce fléau ; cependant il n'en est rien. Ce fait, en contradiction avec les idées généralement admises, trouve, à
mon avis, son explication naturelle dans les circonstances
suivantes que je vais faire connaître.

Le hameau de Couhard, traversé dans toute sa longueur
par un ruisseau, est habité presque en entier par des lavan-
dières. Leurs maisons, qui sont petites et n'ont ordinaire-

ment pour ouvertures qu'une porte et une fenêtre placées sur le même plan, sont de véritables buanderies où l'on ne respire nuit et jour qu'un air épais, humide et chaud. Quand la lessive est faite, les laveuses étendent le linge mouillé dans cette même chambre pour le faire sécher, de sorte qu'elles vivent dans une atmosphère relâchante et débilitante au suprême degré. Voilà pourquoi, malgré la salubrité du pays, elles subissent l'influence d'une température chaude et humide et sont prédisposées au goître.

Médicalement parlant, on peut donc considérer le goître comme étant endémique dans ces deux localités, et c'est probablement au grand nombre de goîtreux qu'on y rencontre qu'Autun doit sa réputation sous ce rapport. Un autre motif a sans doute aussi donné plus de poids à ce préjugé; c'est que, dans notre pays, on applique le nom de goître non-seulement à l'engorgement de la glande thyroïde, mais encore à toutes les espèces de gros cols qui souvent en diffèrent essentiellement.

Ainsi, j'ai observé fréquemment chez les jeunes personnes, auxquelles on donne des leçons de chant de très bonne heure et qui font de grands efforts pour atteindre les tons élevés, un développement anormal du larynx. Les ligaments qui unissent les cartilages thyroïde et cricoïde se relâchent et s'étendent; la glotte acquiert une plus grande dimension et forme une tumeur dure, indolente, du volume d'une noix, simulant le goître, mais qui n'offre aucun engorgement, ni de la glande thyroïde, ni du tissu cellulaire environnant. J'ai vu la même chose arriver chez les enfants qui ont la mauvaise habitude de crier ou de pousser de grands éclats de rire en rejetant fortement la tête en arrière. Souvent cette difformité, quand elle date de plusieurs années, devient incurable.

Il est une autre espèce de gros col assez commune chez les femmes qui ont éprouvé des accouchements laborieux et qui ont fait, pendant quelques heures, des efforts violents d'expulsion. Dans ces cas, le col reste aplati à sa partie antérieure, parce que la glande thyroïde est peu ou point tuméfiée ; il est très développé sur les côtés et les veines jugulaires font une forte saillie. Les femmes sujettes aux crises hystériques m'ont offert aussi cette augmentation permanente du volume du col que l'on confond généralement avec le goître et qui n'en est réellement pas un.

Je conclus de ces faits parfaitement authentiques que si, en mettant toutefois à part le faubourg Talus et le hameau de Couhard qui font exception, on retranchait du nombre des personnes qu'on regarde comme goîtreuses toutes celles qui se trouvent dans les deux dernières catégories que je viens de signaler, il resterait, dans toute la commune d'Autun, à peine quelques cas de goîtres bien constatés. Ils sont encore plus rares dans les hautes montagnes du Morvan et ils n'atteignent jamais les dimensions énormes qu'ils acquièrent dans le Valais.

Je les traite uniquement par la teinture d'iode et le plus souvent avec succès. Je m'étonne du discrédit dans lequel ce remède énergique est tombé. Il faut qu'il ait été administré avec bien peu de précautions et que son usage ait causé de graves accidents pour qu'il soit si généralement abandonné et qu'on ait pensé à lui substituer l'iodure de potassium, préparation faible et peu efficace.

Je prescris depuis plus de trente ans la teinture d'iode à l'intérieur, d'après la méthode de *Coindet;* j'en ai obtenu les meilleurs effets. Je commence par en faire prendre trois gouttes, trois fois par jour, dans un quart de verrée d'eau sucrée et j'augmente tous les quatre jours chaque dose d'une goutte, jusqu'à ce que je sois arrivé à en donner soixante par jour. Ce n'est qu'à cette dose qu'elle commence d'agir dans le plus grand nombre de cas et qu'on s'aperçoit que la tumeur se ramollit en perdant de son volume. Je suis allé dans quelques occasions jusqu'à soixante-douze gouttes, jamais au-delà. Eh bien! j'affirme qu'administré de cette manière, l'iode a fait des cures merveilleuses et fondu des goîtres énormes sans provoquer de gastrites, sans atrophier les seins et sans amaigrir sensiblement les malades. Je l'ai employé pour résoudre des engorgements scrofuleux et j'ai réussi quand ils n'étaient pas trop anciens. Je l'ai administré, d'après les conseils du docteur Lugol, tout à la fois à l'intérieur, en bains et en frictions dans des cas d'ovarite chronique, à la vérité sans succès, mais aussi sans inconvénient.

D'après mon expérience, je pense donc que les médecins ont tort d'effacer de leur formulaire un remède aussi efficace que la teinture d'iode, pour lui substituer une préparation infidèle comme l'iodure de potassium. Sans doute on doit être prudent dans son administration et ne pas trop brusquer les doses. Hors cela, j'ai acquis la conviction qu'on pouvait, en allant lentement, en donner des quantités considérables sans nuire à la santé.

Lorsque les goîtres sont récents, je me contente de faire frictionner matin et soir le col avec la pommade d'hydriodate de potasse. Ce moyen suffit souvent. Si je m'aperçois que le premier effet des frictions est de rougir la peau et de la durcir, je les interromps pour appliquer quelques sangsues. Je ne me sers pas de pommade d'iodure de potassium iodurée. J'ai reconnu qu'elle est trop irritante, qu'elle enflamme la peau et donne lieu à une éruption de pustules très douloureuses.

L'efficaçité de l'administration de l'iode dans le goître qui en fait, pour ainsi dire, un remède spécifique, ne fournit-elle pas un argument puissant en faveur de l'opinion de M. Chatin qui regarde l'absence de ce principe dans l'air, dans l'eau et dans les substances alimentaires comme la cause réelle du goître ? Il est tellement convaincu de cette vérité, qu'il pose en principes :

1° Que le goître et le crétinisme sont inconnus dans les contrées normalement iodurées.

2° Que ces maladies se montrent quand la proportion de l'iode diminue.

Je ne me crois pas juge compétent en matière si déli-

cate et je ne me permettrai pas de prononcer entre M. Bou-
chardat, qui attribue la cause du goître au sulfate de chaux,
M. Grange, qui en accuse la magnésie, et MM. Marchand et
Chatin qui rejettent tout le mal sur l'absence de l'iode. Une
question ainsi controversée et débattue par des hommes
d'un mérite non douteux, ne me semble pas à la veille
d'être résolue, et j'attendrai que les académies des sciences
et de médecine, devant lesquelles le débat se poursuit,
aient prononcé sur le mérite de ces trois hypothèses. [1]

Je ferai remarquer seulement que l'air qu'on respire et
l'eau qu'on boit dans l'intérieur de la ville, qui présente
très peu de goîtreux, ne contient pas plus d'iode que l'air et
l'eau du faubourg Talus, où le goître règne endémique-
ment.

En attendant la décision des corps savants, je continue-
rai de regarder l'action constante d'un air chaud et humide,
secondée par la misère et par la malpropreté, comme la
cause la plus probable de cette maladie.

Je n'ai connu qu'un seul crétin dans l'arrondissement
d'Autun. Il était né à Mesvres, bourg situé sur une rivière
qui déborde souvent et rend le pays humide. Ce malheureux offrait tous les caractères du crétinisme parvenu au
second degré. Il avait la tête grosse, les membres grêles

---

[1] Si c'est un subject que je n'entende point, à cela même je m'es-
saye, sondant le guay de bien loing, et puis le trouvant trop profond
pour ma taille, je me tiens à la rive. (Montaigne).

avec des articulations énormes, la démarche lente et vacil-
lante, les yeux petits et enfoncés, le regard hébété, la voix
rauque et gutturale ; il prononçait des paroles sans suite ;
il annonçait une grande gloutonnerie et de la méchanceté.
La seule chose qui le différenciait des crétins des Alpes, c'est
que son goitre était beaucoup moins développé et qu'il
n'était pas piriforme. Il est mort misérablement avant d'avoir
atteint sa vingt-cinquième année. M. le docteur Carion a vu
un second cas de crétinisme dans le canton d'Issy-l'Evêque.

Un de mes condisciples, M. le docteur *Odet,* de Saint-
Maurice-en-Valais, ayant fait une étude particulière du crétinisme, a consigné le résultat de ses recherches dans la
thèse qu'il a présentée à l'école de Montpellier, en 1805.

Après avoir repoussé comme absurde le préjugé généralement admis que les Valaisans regardent les crétins
comme des *saints,* comme un *bienfait du ciel,* il fait la description suivante du crétin complet ou au troisième degré.

« Sourd et muet de naissance, la rétine presque pas im-
» pressionnable à la lumière, il est réduit comme à un état
» de torpeur continuelle ; l'odorat nul, il ne s'aperçoit pas
» des ordures sur lesquelles il gît ; nulle sensation du goût,
» toute substance lui est indifférente; même le sens univer-
» sel qui caractérise tout animal, le tact, qui est le princi-
» pal organe de nos connaissances, la base de nos sensations
» les plus sûres et les plus nécessaires, se trouve entière-
» ment émoussé chez lui; sa peau molle et flasque, d'une
» blancheur cadavéreuse, est peu disposée à le receler ; il

» faut l'écorcher pour le rendre sensible. Le sixième sens
» de Buffon, *amor venereus*, qui a une si grande influence
» sur le moral et des rapports si étendus avec toute l'écono-
» mie animale, ne s'irradie point, ne disperse pas sa flamme
» sur des organes frappés de stupeur, mais il est anéanti
» pour lui ; l'instinct même, sentiment inné qui veille à la
» conservation de tout être sensible, est très faible chez lui;
» ne sortant point de la première enfance sous les points
» de vue relatifs à l'âme sentante, il en partage encore la
» débilité musculaire et ne jouit pas de la faculté de mar-
» cher. Privé ainsi de toutes les sources d'où émanent les
» matériaux de l'intelligence, est-il surprenant qu'il ne soit
» qu'une végétation animale ? »

« Le crétin au second degré offre des différences notables
» avec le portrait que nous venons de tracer. Comme dans
» la seconde enfance, il commence à jouir de la vie, le *moi*
» lui appartient, il peut satisfaire ses besoins. Mais avec une
» complexion lâche, molle et flasque, des extrémités gros-
» ses, lourdes, massives ; un cou allongé comme chez les
» animaux stupides ; une tête petite, conique, éloignée du
» cœur, ne recevant que difficilement l'influence salutaire
» et stimulante du sang ; la sensibilité physique, tant du
» centre sensitif que des sens, est tellement affaiblie que. ne
» transmettant pas des sensations assez fortes, celles-ci ne
» peuvent faire une impression suffisante pour produire la
» pensée. Ses cris inarticulés, ses gestes peu significatifs
» annoncent assez le vide de son intelligence. Ses organes

15

» sexuels sont assez développés et il jouit même de la faculté
» reproductive ; mais il n'entretient que faiblement des
»' relations morales avec les autres individus de son espèce.
» Comme son esprit est nul, son cœur est sans affection :
» il ne s'attache pas même à sa mère ; il est sans idées
» religieuses et sans crainte de la mort. »

On remarquera que ce tableau effrayant du crétinisme
est peint par un homme qui a été crétin lui-même au premier degré. Il énumère ensuite les causes de cette maladie et
place en première ligne la température chaude et humide
qui est constante dans ces vallées pendant quatre mois de
l'été, et forme un véritable bain de vapeurs qu'augmentent
encore les reflets des roches brûlantes rendues d'une étouf-
fante aridité ; tandis que pendant l'hiver toute la famille,
pour se soustraire aux rigueurs d'un froid excessif, est
rassemblée dans de petites chambres chauffées par des
poêles qui entretiennent le thermomètre à 15 ou 20 degrés
(Réaumur) au-dessus de zéro, lorsqu'au dehors il est de 12 à
15 degrés au-dessous. A ces vices de l'atmosphère, il ajoute
ceux d'une éducation débilitante à laquelle il attribue aussi
une grande influence sur la production du crétinisme.

Sans nier les relations existant entre le goître et le crétinisme, si souvent unis dans le Valais, le docteur *Odet* blâme
l'opinion des auteurs qui ont fait dépendre le crétinisme du
goître et ont dit qu'un goîtreux donnait naissance à un crétin. Il ne trouve aucun rapport entre la gravité de ces deux
affections ; il les regarde comme indépendantes l'une de

l'autre, et tout en admettant qu'elles reconnaissent les
mêmes causes, il pense qu'on a tort d'en conclure que l'une
soit la source de l'autre. Cette manière de voir peut être
facilement défendue, et je suis d'autant plus disposé à l'a-
dopter que je vois au faubourg Talus le goître endémique
et héréditaire envahir le tiers de la population sans qu'il
existe un seul crétin.

Quant au traitement, *Odet* conseille aux personnes mena-
cées du crétinisme de quitter la plaine pour aller respirer
pendant longtemps l'air pur et vif des montagnes. Il veut
aussi qu'une éducation physique opposée à celle communément reçue, consistant dans un exercice journalier, dans
l'usage des bains, des frictions, de la gymnastique et d'un
régime tonique, vienne seconder puissamment ce moyen. Il
termine ainsi :

« C'est en suivant ces moyens de curation, qu'un savant
» physicien est venu à bout, de crétin au premier degré
» que j'étais, de me remettre au rang des hommes. C'est
» encore en fortifiant le physique qu'on développa petit à
» petit l'intelligence de mon frère qui, encore à la mamelle,
» avait été séparé de sa mère par ordre du médecin. Quoi-
» qu'on le visitât souvent, le crétinisme sapait sourdement
» ses facultés intellectuelles, et rentré à la maison, au bout
» de deux ans et demi, on ne fut pas peu surpris du danger
» qui le menaçait. On mit tout en œuvre, mais le mal avait
» déjà jeté de profondes racines, il était du second degré.
» Il fallait du temps et de la patience. On ne se découragea

» pas et à huit ans il commença de se faire comprendre, à
» neuf à articuler des phrases entières, et à onze, il se
» trouva à même d'aller au collège. »

### § 18. Angine tonsillaire. Diphthérite cutanée.

De toutes les espèces d'angines, l'angine tonsillaire est la
plus commune et la plus bénigne. Elle se termine presque
toujours par résolution, rarement par induration, quelquefois par des abcès qui s'ouvrent d'eux-mêmes et n'ont jamais de suites fâcheuses. Dans des cas peu nombreux, les
amygdales s'ulcèrent légèrement ou se couvrent de plaques
diphthéritiques. Quelques insufflations d'alun ou de faibles
cautérisations avec le nitrate d'argent fondu suffisent pour
arrêter le mal.

Tant que la diphthérite se borne aux tonsilles ou au pha-
rynx, elle cède assez facilement, mais il en est tout autrement
lorsque la production des pseudo-membranes s'étend au
larynx et à la trachée-artère. Elle forme alors le croup dont
nous avons parlé plus haut.

La diphthérite cutanée est, sans contredit, la plus commune de toutes, et cependant je ne comprends pas dans ce
cadre cette fausse membrane qui se forme sur les plaies
des vésicatoires pendant les premiers pansements et qu'on
est forcé d'enlever. Je ne puis accorder le nom de maladie
à un phénomène qui se présente journellement, surtout
dans les affections muqueuses, et n'entraîne d'autre inconvénient que de nuire à l'action révulsive que l'on veut pro-

duire en appliquant les vésicants. Il ne s'agit là que d'une exhalation albumineuse qui s'épaissit et s'organise promptement en pseudo-membrane, et non d'une altération profonde du derme avec tendance à la gangrène, telle que nous l'observons dans la véritable diphthérite cutanée.

Quoique ces ulcérations communes de la peau puissent s'établir sur toute la surface du corps, elles attaquent cependant plus particulièrement le derrière des oreilles, le bas des joues et la partie latérale du col. Elles débutent presque toujours spontanément par un état érythémateux de la peau avec empâtement et douleur cuisante comme celle de l'érysipèle; puis on voit apparaître, au bout de vingt-quatre ou de trente-six heures, de petites vésicules transparentes dont le liquide s'épaissit bientôt et prend une teinte jaunâtre. Ces vésicules se réunissent en groupes, s'ouvrent et forment des plaques grisâtres plus ou moins étendues, d'où s'écoule un pus épais, fétide et assez semblable pour la couleur et la transparence à la gomme du cerisier. Sous ces croûtes existe une ulcération qui gagne chaque jour en largeur et en profondeur et se terminerait par la gangrène si l'on n'arrêtait promptement sa marche par des cautérisations qui modifient favorablement le caractère de l'inflammation.

J'ai la conviction que, comme dans le *porrigo* ou l'*impetigo,* on peut transmettre cette affection des parties malades aux parties saines en portant des unes sur les autres l'ichor qui en découle. Je la regarde aussi comme contagieuse en ce sens que j'ai vu plusieurs fois la maladie se communiquer d'un enfant malade à un enfant sain lorsqu'ils couchaient ensemble, visage contre visage, et en contact immédiat.

Combattre l'inflammation, quand elle est très prononcée, par des cataplasmes émollients, puis avoir recours sans retard aux cautérisations pratiquées, suivant que le danger est plus ou moins grand, avec l'alun calciné, le miel rosat aiguisé avec l'acide chlorhydrique, le nitrate d'argent fondu, etc., tel est le traitement que j'emploie avec succès. La diphthérite cutanée se termine presque toujours heureusement. Cependant, j'ai vu la gangrène et la mort en être la suite. Je me rappelle notamment deux cas qui ont marqué bien péniblement dans ma carrière médicale. Le premier concerne un enfant de six mois, premier-né d'un jeune ménage avec lequel j'étais intimement lié. Le second est celui d'une jeune personne de sept à huit ans qui promettait d'être distinguée autant par les avantages de l'esprit que par les qualités du cœur. Le zèle de quatre médecins qui lui prodiguaient les soins les plus empressés et la visitaient à chaque heure du jour ne put la conserver à des parents dont elle était l'espoir et la joie.

**§ 18. Affections des Viscères thoraciques. Grippe. Coqueluche.**

Au printemps et en automne sévissent principalement la grippe, la coqueluche, les bronchites, les fièvres catarrhales et en général toutes les maladies des voies aériennes.

Aussi, la mortalité est-elle plus considérable pendant ces saisons qu'en hiver et en été.

La grippe, qui reparaît presque tous les ans, emporte un assez grand nombre d'enfants et de vieillards surtout parmi ceux qui sont atteints d'asthmes ou de bronchites chroniques. Elle est remarquable par sa ténacité et elle se montre rebelle à l'emploi des mucilagineux et des émollients s'ils ne sont combinés avec les opiacés. Un émétique est souvent nécessaire au début. Lorsque la période d'irritation est passée, les balsamiques sont parfaitement indiqués et on en obtient de bons effets.

Les épidémies de coqueluche reviennent assez régulièrement tous les trois ou quatre ans. Je ne veux pas dire par là qu'on n'en recueille pas d'observations dans l'intervalle, mais elles sont isolées et la maladie ne frappe un grand nombre d'enfants à la fois et ne devient générale qu'à des époques plus ou moins éloignées, et cela se conçoit. La coqueluche n'attaquant qu'une seule fois le même individu, il est indispensable, quand elle a régné épidémiquement, qu'il s'accumule de nouvelles générations pour qu'elle puisse reparaître sous cette forme.

Je ne connais pas de médication préférable à l'action combinée de l'ipécacuanha et de la belladone d'après la méthode allemande ; c'est celle que j'emploie ordinairement et je trouve qu'elle abrège beaucoup la durée de la maladie.

Il est des toux qui, sans appartenir à la coqueluche par

les signes particuliers qui les caractérisent ni par le traitement qui leur convient, s'en rapprochent cependant par
la longueur, la violence des crises et le rôle remarquable
qu'y joue le nerf pneumo-gastrique.

L'observation suivante rentre dans cette catégorie, et je
vais en faire un exposé succinct parce qu'elle n'est pas dénuée d'intérêt.

Mlle....., d'une constitution éminemment nerveuse et sanguine, est sujette à une toux continuelle qui commence
avec le jour et ne s'arrête que la nuit, lorsque la malade
est couchée. La position horizontale n'est pour rien dans
cette suspension de la toux, car si Mlle.... se couche dans la
journée, la toux n'en continue pas moins ; elle n'a pas lieu
par crise, elle se borne à un simple effort expiratoire qui
se répète toutes les deux ou trois secondes sans aucune interruption. Jamais il ne se fait d'expectoration ; la toux est
constamment sèche. Elle cause une excessive fatigue, mais
elle ne provoque ni douleur pleurétique, ni hémorrhagie
pulmonaire. Les époques ont lieu régulièrement et elles
sont sans influence sur la toux dont rien n'interrompt le
cours.

Il y a huit ans environ que la malade fit un voyage à
Paris ; par le changement de lieu, d'air, de nourriture et
au moyen de distractions convenables, l'affection fut suspendue pendant deux années de suite.

De retour à Autun, la maladie a reparu, et à la toux se
sont joints un ébranlement nerveux général, un état an-

xieux le long des voies aériennes, de l'abattement, de la
tristesse et tous les compagnons fidèles d'une sub-irritation
des plexus pulmonaires et de ceux qui se rendent à l'orifice
cardiaque de l'estomac.

Cette maladie singulière a résisté jusqu'à présent à
toutes les médications qui ont été conseillées : mucilagineux et narcotiques sous toutes les formes, cigarettes de
belladone et de datura ; dérivation sur les intestins et sur
la peau par le moyen des purgatifs, de la moutarde, des
vésicatoires, des frictions avec l'huile de *croton-tiglium,*
des emplâtres de poix de Bourgogne émétisés; potions cam-
phrées, éthérées, eau distillée de laurier-cerise et chloroforme à l'intérieur ; lavements d'assa-fœtida ; frictions le
long de la colonne vertébrale avec l'huile d'amandes douces :
le baume *opodeldoch laudanisé,* le baume nerval, etc. Tout
a été conseillé par divers médecins, tout a été employé
sans succès.

Je n'ai trouvé qu'un seul moyen, mais moyen souverain,
d'un effet instantané : c'est la saignée du bras. Dès que
la veine est ouverte, la crise cesse ; très souvent même la
toux a disparu avant que la saignée soit achevée. Alors,
à part une faiblesse très grande, la malade se trouve
délivrée de tous ses maux et ce bien continue jusqu'à ce
qu'une imprudence, un refroidissement ou une émotion un
peu vive, agréable ou non, ramène la toux avec le cortège
des accidents que j'ai décrits plus haut. Cependant, pour ne
rien déguiser, je dois ajouter que depuis quelques mois l'ef-

fet de la saignée est moins prompt, qu'il faut quelquefois la répéter pour en obtenir l'effet désiré. Il semble que l'efficacité de ce moyen s'émousse déjà par l'habitude, et je crains de voir dans quelque temps cette ressource m'échapper.

Quelle est la cause de cette singulière névrose? Elle n'est pas de nature hystérique et je me suis assuré qu'elle ne dépend pas d'une lésion de la moelle épinière ou des voies principales de la circulation. A quoi donc l'attribuer? L'insuccès de toutes les méthodes les plus rationnelles, excepté de la saignée, me fait croire à l'existence accidentelle d'une congestion pulmonaire avec sub-irritation du nerf pneumo-gastrique qui se rend à l'orifice cardia de l'estomac et s'étend de là au plexus pulmonaire. Cependant, tout en regardant cette explication comme étant la plus probable, j'avouerai que cette congestion pulmonaire n'a rien de bien grave en elle-même, puisque l'expérience m'a prouvé que cette toux incessante peut se prolonger pendant dix ou douze jours et même plus sans autre inconvénient qu'une excessive fatigue.

### § 20. Bronchite. Phthisie pulmonaire.

Le climat d'Autun est excessivement variable. L'exposition au nord occasionne des changements brusques de température et il n'est pas rare, surtout après un orage, de voir succéder à des journées étouffantes des nuits très fraîches. Aussi, toutes les affections catarrhales et rhumatismales avec ou sans fièvre, les irritations de la muqueuse bronchique, enfin toutes les maladies qui reconnaissent principalement pour cause les influences atmosphériques y sont-elles prédominantes.

Il est de notoriété publique qu'une année ou deux sont nécessaires aux étrangers qui viennent habiter Autun pour pouvoir s'y acclimater, surtout s'ils sont nés en Bresse ou dans les plaines qu'arrose la Saône. Presque tous éprouvent, pendant la première année de leur séjour, des bronchites fatigantes et rebelles qui résistent aux mucilagineux et aux calmants. Dans un grand nombre de cas, je me suis vu contraint d'engager ces malades à aller passer quelque temps dans le Chalonnais ou à Paris, dont la température est sinon plus douce, du moins plus égale et plus constante, et une absence de quelques jours suffisait souvent pour faire cesser des accidents qui, à Autun, résistaient aux médications les plus sages. Les établissements du grand et du petit séminaire, auxquels les arrondissements de Louhans, de Mâcon et de Chalon envoient un grand nombre de sujets, nous fournissent surtout journellement des preuves à l'appui de cette assertion.

Les personnes qui ont la poitrine délicate se trouvent très mal de respirer l'air pur, vif et élastique de nos montagnes, et elles évitent difficilement la phthisie pulmonaire si leur fortune ne leur permet pas d'aller passer quelques hivers dans le midi de la France ou en Italie. Je connais plusieurs jeunes gens présentant déjà tous les signes avant-coureurs de cette terrible affection, qui doivent à cette sage précaution, ainsi qu'à l'usage bien dirigé des Eaux-Bonnes et à un bon régime, le retour à une santé parfaite qui ne s'est pas démentie depuis plusieurs années.

Indépendamment des phthisies tuberculeuses héréditaires qui sont les plus fréquentes et frappent surtout les habitants pauvres de nos faubourgs, tous plus ou moins entachés du vice scrofuleux ; indépendamment de ces phthisies, dis-je, nous en traitons tous les ans quelques-unes chez les personnes exerçant des professions qui favorisent l'irritation ou l'engorgement des voies aériennes : tels sont les meuniers, les boulangers, les peigneurs de chanvre, les marbriers, les tailleurs de pierre et les ouvriers des usines où l'on distille les schistes bitumineux.

Je ferai à leur égard une distinction que je crois fondée, quoique je n'aie pas encore une assez longue expérience pour pouvoir l'affirmer : c'est que la phthisie pulmonaire accidentelle qui se déclare dans ces dernières circonstances n'est pas essentiellement et inévitablement héréditaire comme la phthisie tuberculeuse proprement dite. Quant à celle-ci, je l'ai vue trop souvent dans les familles choisir ses victimes parmi les enfants ayant une ressemblance physique frappante avec celui des parents qui était mort poitrinaire et épargner les autres, pour douter de sa transmission de génération en génération.

Je ne me prononcerai pas ainsi sur la question de la contagion. Si je voulais rapporter ici tout ce qui a été publié pour ou contre, j'écrirais un volume entier. Je me contenterai de dire que je reste dans l'indécision. Si j'ai observé quelques cas à peu près certains d'infection entre époux, j'ai vu plus souvent encore la communication ne pas avoir lieu malgré une cohabitation intime, comme celle de mari à femme ou comme celle de deux frères ou de deux sœurs qui, n'ayant qu'un même lit, couchaient constamment ensemble et cela à la fin de la maladie, lorsque la fièvre hectique était à son dernier période, lorsque les crachats étaient d'une fétidité insupportable et que les sueurs colliquatives inondaient la personne malade. J'en citerais facilement plusieurs exemples. Je doute donc que la phthisie soit contagieuse, ce qui ne m'empêche pas de conseiller toutes les mesures de précautions que la prudence commande et que l'affection ou la simple humanité ne réprouvent pas.

Quoique la phthisie tuberculeuse soit considérée comme mortelle lorsque les tubercules ne sont plus à l'état miliaire, mais qu'ils se sont développés, enflammés et ont commencé de suppurer, quelquefois, néanmoins, par un heureux travail de la nature, il se forme à l'entour des tubercules en suppuration une membrane, une espèce de poche qui renferme la matière purulente, l'isole et l'empêche de fuser dans le parenchyme pulmonaire. Cette disposition particulière à laquelle on a donné le nom de *vomique* est une cause de salut pour ceux qui présentent cette terminaison. Ces exemples de guérison inattendue se recueillent de loin en loin et j'en connais plusieurs. Je citerai entre autres celui

d'une maîtresse de pension à Autun, qui, il y a plus de vingt
ans, a eu trois vomiques successives avec des intervalles
de six mois et, néanmoins, se porte très bien aujourd'hui ;
je me rappelle aussi avoir entendu raconter, en 1805, au
docteur Révollat, habile médecin de Nice, qu'une de ses
clientes, sœur du préfet, avait eu sept vomiques dans l'espace de trois ans et qu'elle s'était complètement rétablie.

### § 21. Maladies du Cœur.

Sans vouloir entrer dans de grands détails sur les différentes affections du cœur, je ne puis cependant me taire sur
leur fréquence aux deux époques opposées de la vie, l'enfance et la vieillesse.

Dans le premier cas, ces maladies subissent surtout l'influence du système nerveux. Dans le second, elles reconnaissent presque toutes pour cause une altération organique :
facilement curables chez les enfants par le repos et par un
régime animal et tonique, elles sont au-dessus de toutes les
ressources de l'art chez les vieillards. Il faut se borner à un
traitement palliatif, faire la médecine du symptôme, suivre
le mal pas à pas pour enrayer sa marche et retarder autant
qu'on le peut une issue qui est inévitable.

Les pensionnats nous offrent tous les ans un certain
nombre d'enfants des deux sexes qu'une croissance trop
rapide a énervés. Au moindre mouvement, il sont essoufflés ;
le cœur palpite avec violence et imprime aux côtes une impulsion très sensible à l'œil nu ; les battements sont préci-

pités, tumultueux, très inégaux et très irréguliers ; les
artères carotides sont également agitées de pulsations inu-
sitées ; l'oreille perçoit un bruit de souffle et quelquefois un
bruit de râpe ; parfois même le visage est vultueux, les
lèvres sont violacées et l'on pourrait croire à l'existence
d'un anévrisme.

Eh bien ! quelque alarmant que soit cet appareil de symptômes formidables, il n'en est pas moins vrai qu'au moyen
du repos, de la suspension des études, d'une bonne nourriture et de l'administration de la digitale à l'intérieur sous
forme de sirop, et à l'extérieur en frictions avec sa teinture
alcoolique ou éthérée, on parvient au bout de quelques mois
ou d'une ou deux années au plus à rendre les jeunes malades à un état de santé parfaite. Pour en arriver là, il ne
faut pas interrompre le traitement, comme les enfants et
très souvent les parents le désirent, dès que les principaux
accidents ont disparu ; il faut le suivre avec persévérance
jusqu'à ce que le tempérament des malades se soit for-
tifié, jusqu'à ce qu'ils aient cessé d'être faibles, minces et
fluets, et que la nature ayant pris le dessus, le développement du corps se fasse en épaisseur comme il s'était fait
prématurément en grandeur. Lorsque l'équilibre est bien
établi, toutes les fonctions circulatoires et autres s'exécutent
régulièrement ; le système musculaire se développe, et le
système nerveux, cause de tout le désordre, rentrant dans
son état normal, la maladie cesse et ne laisse aucune trace
de son passage. On a eu à combattre un vice de l'innerva-

tion, une mauvaise direction des forces vitales, en un mot, une affection plus effrayante que grave.

Cependant, je dois prévenir une fausse interprétation de ma pensée. En regardant généralement comme bénignes les affections du cœur qu'on peut ranger dans la classe des névropathies, je ne prétends pas qu'il en soit toujours ainsi et qu'elles ne puissent prendre un caractère plus sérieux. Je sais que la répétition continuelle des mêmes actes et la persistance des troubles fonctionnels, que la cause en soit nerveuse ou rhumatismale, finissent par altérer le tissu des viscères qui en sont le siège habituel.

L'existence des mêmes symptômes chez les vieillards a une tout autre gravité. Ceux-ci offrent, dès le début, tous les signes précurseurs de l'angine de poitrine. S'ils marchent rapidement où s'ils gravissent une pente un peu raide, ils sont forcés de s'arrêter tout-à-coup sous peine de suffocation. Au bout d'une minute ou deux de repos, la dyspnée cesse et ils peuvent reprendre leur marche. Plus tard, quand le mal a fait des progrès, ils s'éveillent en sursaut dans leur premier sommeil avec des palpitations violentes ; ils ont la sensation d'une main de fer qui comprime fortement le côté gauche de la poitrine et les étouffe ; ils éprouvent un engourdissement notable du bras gauche. Peu à peu ces accidents, qui n'arrivaient que de loin en loin, deviennent de plus en plus fréquents et finissent par rendre la marche pénible et presque impossible. Les malades ne peuvent non plus satisfaire leur appétit, car c'est surtout après les repas que les crises sont plus imminentes et plus fortes.

Je me garderai bien de nier qu'il existe une angine de poitrine essentielle, de nature purement spasmodique. *Jurine*, dans un excellent mémoire couronné par la Société de médecine de Paris, s'étayant de l'opinion d'*Heberden*, de *Mac-Bride*, de *Darwin*, d'*Odier* et de ses propres observations, l'a trop bien démontré pour qu'on puisse douter de cette vérité ; mais je dirai avec franchise que je ne l'ai jamais observée dans cet état de simplicité et dénuée de complication. *Jurine* lui-même, qui reconnaît pour cause essentielle de l'*angina pectoris* « une affection des nerfs » pulmonaires qui dérange l'exercice des fonctions des » poumons, qui nuit à l'oxigénation du sang et cause, du- » rant ces attaques, la douleur sternale, ajoute que la dis- » position morbide de ces nerfs doit se communiquer avec » le temps au plexus cardiaque et affecter le cœur et ses » vaisseaux secondairement. » [1]

Il n'est pas surprenant dès-lors que je n'aie pas vu cette maladie indépendante d'un vice organique du cœur ou de ses vaisseaux ; que, par conséquent, je ne puisse dire si, dans les cas où je l'ai observée, elle l'avait précédé ou suivi, si elle était cause ou effet ; puisque les malades, n'é-prouvant dans le principe qu'une gêne de la respiration qui ne se fait sentir qu'à de longs intervalles, ne se rendent

[1] Mémoire sur l'Angine de poitrine, par Jurine, pages 123 et 124.

16

pas compte de leur état et ne commencent à s'inquiéter que
lorsque le mal a jeté de profondes racines et causé une
perturbation générale. Nous ne sommes donc appelés à
traiter cette cruelle maladie que dans sa dernière période.
Elle n'existe plus à cette époque à l'état primitif. Il est dès-
lors naturel que je ne l'aie observée que dans sa plus fâcheuse
complication.

Plusieurs auteurs affirment que l'angine de poitrine peut
durer plusieurs années sans altérer sensiblement la santé.
Le plus long temps que j'aie vu s'écouler entre le moment
où la maladie m'a été déclarée et celui de la mort, a été de
six ans. Dans beaucoup de cas, la mort arrive inopinément.
Dans un plus grand nombre encore, elle est précédée de
l'hydrothorax et les malades ne succombent qu'après des
alternatives fréquentes de mieux et de mal.

J'ai été à même de vérifier combien sont justes les remarques d'*Heberden*, de *Wichmann*, de *Parry* et de *Jurine*,
que l'angine de poitrine se déclare rarement avant l'âge de
cinquante ans et qu'elle attaque de préférence les hommes
et surtout ceux qui ont un certain embonpoint. Je n'ai jamais vu de femme atteinte de cette maladie. *Heberden* fait la
même déclaration ; *Jurine* et *Parry* n'ont jamais connu
qu'une seule femme, et *Wichmann* que deux, qui en aient été
victimes.

### § 22. Affections des Viscères abdominaux. Choléra. Dyssenterie.

Si les maladies catarrhales accompagnent le printemps et

l'automne, c'est pendant l'été, lorsque la constitution bilieuse est fortement développée, que nous voyons régner les affections gastro-intestinales. Je m'occuperai d'abord du choléra et de la dyssenterie.

Chaque année nous procure quelques observations de choléra sporadique. En 1846, j'en ai observé quatre cas dans la ville d'Autun. Un seul a été mortel. En 1849, tandis que le choléra épidémique faisait irruption à Beaune et à Château-Chinon et nous entourait pour ainsi dire, toutes les précautions étaient prises pour combattre ce terrible fléau s'il venait envahir notre pays. Heureusement nous en avons été exempts, et nous ne le devons cette fois ni à notre sol granitique, ni à notre élévation, puisqu'il n'a pas respecté Château-Chinon situé sur un terrain primitif et à 557 mètres au-dessus du niveau de la mer.

Nous n'avons pas été visités non plus par la première épidémie de 1831 et 1832, et cependant nous avons ressenti l'influence cholérique aux deux époques. Les années 1832 et 1849 ont été fécondes en diarrhées, cholérines et flux dyssentériques. En 1849, tandis que la maladie sévissait avec violence dans notre voisinage, il y a eu trois cas de choléra sporadique dans l'arrondissement d'Autun; un à Autun même, sous forme algide. Le malade a succombé dans les 24 heures. Les deux autres ont paru dans les cantons d'Épinac et d'Issy-l'Évêque. La terminaison a été heureuse, mais les convalescences ont été très longues.

C'est pendant les mois de juillet et d'août que se déclare

la dyssenterie. Elle s'établit de préférence dans nos faubourgs; elle y fait tous les ans un certain nombre de victimes parmi les enfants et les vieillards. Elle est rarement de nature inflammatoire ; l'élément putride y domine parceque'elle frappe une population misérable. Les émollients et les narcotiques dans le principe, les astringents et les toniques à la fin de la maladie sont les moyens qui nous réussissent le mieux. En parlant des maladies inflammatoires, j'ai expliqué pourquoi elles sont si rares dans nos faubourgs et sur nos montagnes. Je ne reviendrai pas sur ces réflexions qui sont d'une vérité incontestable.

### § 23. Affections vermineuses.

Les affections vermineuses, soit qu'on puisse regarder l'existence des helminthes dans les premières voies comme la cause immédiate et unique de la maladie, ainsi qu'on le voit souvent chez les enfants, soit qu'on doive la considérer comme une simple complication si fréquente dans les maladies muqueuses, sont très communes à Autun. Primitives ou secondaires, c'est surtout chez les individus appartenant à la classe peu aisée qu'on les rencontre le plus souvent : preuve que c'est dans l'alimentation qu'il faut aller chercher la cause de la production des vers.

En effet, j'ai reconnu que les enfants, dont la nourriture est saine et dont les repas sont bien réglés, y sont très peu sujets, et depuis longtemps j'ai obtenu de mes clients et des maîtres et des maîtresses de pension, dont je suis le médecin, de renoncer à l'habitude qui était générale d'administrer des vermifuges régulièrement tous les mois. Cette méthode avait parfois de graves inconvénients, et depuis sa suppression je ne me suis pas aperçu que les accidents que l'on peut attribuer à la présence des vers soient plus fréquents qu'auparavant.

J'ai pris l'engagement, pour ne pas allonger inutilement ce travail, de m'abstenir de toute dissertation sur les maladies qui n'offriraient pas une couleur locale ou n'auraient pas quelque chose d'inusité et de remarquable. C'est sous ce dernier point de vue que je parlerai d'une affection vermineuse qui a présenté tous les symptômes de l'hydrophobie et a pu en imposer pendant quelque temps, parce que l'enfant qui a été le sujet de cette observation avait été mordu par un chien plusieurs jours avant de tomber malade.

Cet enfant, âgé de sept à huit ans, fut pris subitement d'une fièvre violente avec délire. Dès le troisième jour, il présenta les symptômes suivants qui ont persisté jusqu'à la mort : horreur invincible pour tout liquide ; sentiment très prononcé de constriction à la gorge ; rétraction de la base de la langue et envie de mordre. Les parents, convaincus que leur enfant était mort de la rage quoiqu'ils vissent à chaque instant le chien qui l'avait mordu et qui se portait bien, consentirent à ce qu'on fit l'autopsie. M. le docteur Daclin y procéda et nous trouvâmes dans les intestins grêles plus de soixante lombrics dont plusieurs avaient percé les pa-

rois et nageaient dans la cavité abdominale au milieu d'un
épanchement séreux assez considérable. Les viscères de
toutes les autres cavités étaient parfaitement sains.

L'âge de l'enfant exclut la possibilité de l'influence de
l'imagination comme cause productrice des accidents graves que nous venons de relater, et il est évident qu'ils sont
dus à la perturbation profonde que l'existence des vers
dans la cavité abdominale a dû introduire dans les fonctions
de l'encéphale.

Quoique les épiphénomènes de ce genre soient assez
rares, on sait cependant depuis longtemps que l'hydrophobie
ne se manifeste pas seulement chez les enragés. Le professeur Dumas, de l'école de Montpellier, dans un mémoire sur
les fièvres inséré parmi ceux de la société médicale d'émulation, rapporte l'exemple d'une fièvre pernicieuse de la
classe des intermittentes, qui présentait tous les symptômes
de l'hydrophobie sans que l'existence de ces phénomènes
effrayants et propres à induire le médecin en erreur né-
cessitât d'autre traitement que celui adapté aux fièvres
insidieuses et contre-indiquât l'emploi du quinquina.

Sarcone rapporte aussi que, pendant l'épidémie qui
régna à Naples en 1764, plusieurs malades furent attaqués
d'hydrophobie avec désir de se mordre eux-mêmes ou de
mordre les assistants et même les meubles de leur chambre. Il combattait avec avantage ces symptômes qui, dans
certains cas, augmentaient et diminuaient avec les retours
et la chute des paroxismes, au moyen des évacuants et des

saignées soit générales, soit locales, et par l'administration
des antispasmodiques les plus décidés, tels que l'opium, le
camphre, le musc et l'assa-fœtida. [1]

C'est dans cette catégorie de névroses qu'il faut probablement ranger les observations d'hydrophobies spontanées
que nous trouvons consignées dans *Schenckius, Boerhaave*
commenté par *Van Swieten*, et dans *Sauvages* qui en cite un
assez grand nombre de cas et en fait une variété dans sa
Nosologie [2]. Il ne paraît pas que ces hydrophobies symp-
tomatiques puissent se transmettre comme celles qui sont
dues à la morsure d'un chien enragé ; du moins, je puis le
conclure d'un fait qui m'est particulier.

Une jeune personne, âgée de 18 ans, fut atteinte de fièvre typhoïde en 1827, époque à laquelle cette maladie régna épidémiquement à Autun. Trois jours avant sa mort se
déclarèrent tous les symptômes de l'hydrophobie, et elle
parvint à mordre son père jusqu'au sang sans qu'il en soit
résulté le moindre inconvénient pour celui-ci.

Cette digression m'a fort éloigné de l'objet de ce paragraphe : j'y reviens.

La répugnance invincible qu'on éprouve pour les ouvertures de cadavres ne permet pas d'apprécier le rôle que les
collections hydatidiques peuvent jouer dans les affections

---

[1] Histoire raisonnée des maladies observées à Naples en 1764, traduction de Bellay, tome 2, page 245.

[2] Nosologie de Sauvages, tome 2, page 704.

chroniques des viscères abdominaux qui ne sont pas rares
à Autun. Comme tout est conjectural sur ce point, je me
garderai d'émettre une opinion que je ne pourrais pas justifier. J'ai vu deux fausses grossesses se terminer, du quatrième au sixième mois, par l'expulsion d'une énorme quantité d'hydatides.

Nous rencontrons assez souvent dans notre pratique des
personnes atteintes du *tænia* ou *ver solitaire*. On en accuse
la nature de nos eaux de puits qui sont très chargées de
principes calcaires et fatiguent, dit-on , l'estomac. Mais
outre qu'elles contiennent souvent de l'acide carbonique à
l'état libre qui, au contraire, stimule l'estomac et favorise
les digestions, je puis ajouter que les habitants du Crea-
sot qui boivent une eau sulfureuse y sont également très
sujets. Les femmes en offrent beaucoup plus d'exemples
que les hommes, probablement parce qu'elles ont la fibre
plus molle et plus lâche et que les organes de la digestion
ont moins d'énergie.

La décoction d'écorce de racines de grenadier sauvage
est le remède le plus efficace que je connaisse contre le
tænia. Depuis que je l'emploie, en suivant la formule du
docteur *Deslandes,* je ne l'ai jamais vu échouer. La cessation des accidents extrêmement variés que la présence du
tænia détermine n'est cependant pas la conséquence nécessaire de son expulsion. Il arrive quelquefois que l'effet
survit à la cause. Ainsi j'ai vu l'épilepsie disparaître après
la sortie du tænia, mais le plus souvent les accès se sont

reproduits, lorsque la maladie était déjà ancienne et que
l'habitude convulsive était fortement enracinée.

Une domestique à laquelle j'avais fait prendre un purga-
tif a rendu un ver très extraordinaire. C'était un lombric
de dimension ordinaire, portant vers le milieu du corps une
espèce de cuirasse de 17 centimètres de longueur environ qui
l'enveloppait entièrement et avait exactement la forme de
ce meuble dont on se sert pour chauffer les lits, et qu'on
nomme *moine,* à la différence près que les cornes, au lieu
de se rapprocher et de se courber en dedans, s'éloignaient
et étaient courbées en dehors. Cette espèce de carapace
était à demi-transparente et laissait voir le corps du ver.
La partie qui la traversait, semblait comprimée et n'avoir
pu se développer dans son intérieur, tandis qu'à sa sortie,
les parties antérieure et postérieure offraient un renfle-
ment bien marqué. Les cornes de cette enveloppe étaient
flexibles et très élastiques.

De quelle nature était ce singulier appendice qui, par sa
forme, n'avait d'analogue ni dans le règne végétal ni dans
le règne animal? Tenait-il de l'ichtyocolle ou de la gomme?
Faisait-il partie du corps même du ver, ou celui-ci, le ren-
contrant dans le tube intestinal, s'y était-il introduit quand
il était plus jeune et s'y est-il ensuite développé sans pouvoir sortir de sa prison? Y avait-il ou non adhérence entre
le ver et son enveloppe? C'est à quoi je ne puis répondre,
car je n'ai fait aucune recherche dans la crainte de le mu-
tiler.

Je l'ai envoyé à Paris et il a été remis à M. le professeur Orfila par M. Villedey, pharmacien.

Il est bien certain que cet helminthe n'appartient pas à une variété de lombrics inconnue jusqu'à ce jour et qu'il ne s'agit là que d'un fait accidentel ; mais il est assez curieux pour exciter l'attention et je n'ai pas appris qu'il ait été l'objet d'un rapport à l'académie des sciences.

Je donne ici la figure de ce ver aussi exactement que ma mémoire me le rappelle.

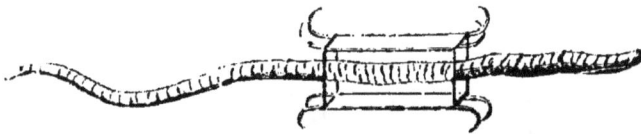

### § 24. Maladies des Reins et de la Vessie.

Les maladies des reins sont rares à Autun et elles y présentent peu de gravité. Beaucoup de personnes rendent en plus ou moins grande quantité de petits graviers ou sable d'acide urique, mais elles en sont à peine incommodées, et l'emploi de la magnésie, des eaux de Vichy ou même un simple régime végétal, suivi pendant quelque temps, comme le conseille Magendie, suffisent pour faire cesser cette incommodité.

Je n'ai eu à traiter que trois à quatre cas de diabétès sucré dans tout le cours de ma pratique. J'ai observé un plus grand nombre de néphrites calculeuses ; un seul cas a été mortel. Il avait pour sujet une femme âgée, d'un embonpoint excessif et qui n'avait pas quitté son appartement depuis plusieurs années.

Les calculeux sont pour ainsi dire inconnus. Je ne me rappelle pas qu'aucun Autunois ait été taillé ou lithotritié depuis 1806.

Les catarrhes de la vessie sont au contraire très multipliés et ils forment, avec l'apoplexie et le catarrhe pulmonaire, les trois causes de mort qui emportent le plus de vieillards.

### § 25. Fièvre puerpérale. Phlegmasia alba dolens. Abcès entre les lames du péritoine.

Les accouchements sont en général prompts et heureux à Autun, ce qu'on doit rapporter à la bonne conformation des femmes. On entoure les nouvelles accouchées de beaucoup de précautions, du moins dans la classe aisée, ce qui rend les métrites et les péritonites puerpérales très rares.

La *phlegmasia alba dolens puerperarum* se voit plus souvent. J'en ai recueilli vingt-cinq observations, à la vérité, tant à Autun que dans les communes environnantes. Un tiers des malades a succombé, et chez toutes celles-ci il s'est formé des dépôts considérables, soit dans l'aîne, soit sur le trajet de la veine crurale. Le marasme ou l'hydropisie ont été le dernier terme de la maladie. Le traitement que j'ai employé, à quelques modifications près exigées par des circonstances particulières, a consisté dans les saignées locales, les cataplas.nes émollients et anodins dans le principe, puis résolutifs, et l'application des vésicatoires volants autour du genou. Dans ces vingt-cinq observations, j'en compte deux où la *phlegmasia alba* a eu son siège dans le membre supérieur. Ces deux nouvelles accouchées ont guéri ; mais elles ont conservé, à la suite des abcès qui ont eu lieu dans le creux de l'aisselle, une grande gêne dans les mouvements du bras. *Gardien* cite deux exemples semblables. [1]

J'ai eu à traiter une fièvre puerpérale qui s'est terminée par un abcès considérable logé entre les deux feuillets du péritoine. Plusieurs médecins ont douté de la justesse du diagnostic. Je n'ai pu fournir la preuve du fait puisque la malade a **survécu** et vit encore ; mais je ne vois pas pourquoi il ne se formerait pas de collections purulentes entre les deux lames du péritoine, tandis qu'il s'en forme si fréquemment entre celles de la cornée ; on ne peut croire à l'impossibilité de cette terminaison lorsqu'il est avéré que la sérosité s'accumule parfois entre les lames du péritoine, les sépare et se forme ainsi un vaste réceptacle.

Je me sers là des propres expressions de *Mead* qui dit avoir fait l'ouverture du cadavre d'un hydropique qui, indépendamment de l'eau contenue dans la cavité abdominale, en offrait deux autres collections entièrement séparées ; la

---

[1] Traité d'accouchement et des maladies des filles, des femmes et des enfants. tome 3, page 336.

première renfermée dans une cavité formée entre les apo-
névroses transversales de la paroi musculaire et le péritoine ; et la seconde entre les feuillets du péritoine lui-même qui ne contenait pas moins de six à huit pintes d'un
liquide épais et visqueux. Le feuillet externe avait l'épaisseur et la consistance du cuir. '

Ce fait, attesté par un homme aussi éminent que *Mead*,
ne peut être révoqué en doute, et la différence du liquide
renfermé dans les replis du péritoine n'est pas un motif
suffisant pour rejeter la possibilité d'un travail suppura-
toire de cette membrane.

### § 26. Menstruation et Ménaupose.

Il est un point que j'aborde avec réserve parce qu'il
est pour moi plein d'obscurité : c'est la différence des
dangers qui menacent les femmes dans les deux phases les
plus importantes de leur vie, dangers que j'ai toujours
trouvés plus éminents lorsque, jeunes filles, elles deviennent nubiles, que lorsque, femmes, elles cessent d'être
fécondes. Quel en est le motif? Cette question a été souvent le sujet de mes méditations et je n'ai jamais pu la
résoudre.

Dans notre pays, les femmes sont rarement réglées avant
l'âge de quatorze à seize ans; elles cessent de l'être quand
elles ont atteint de quarante-cinq à cinquante ans. La

---

' Œuvres médicales de Mead, chapitre 8, de l'hydropisie.

menstruation s'établit presque toujours avec une certaine
difficulté, et cette époque est la source d'une infinité de
maux qui altèrent profondément leur santé, les rendent
valétudinaires pendant plusieurs années et qui, malgré tous
les secours de la médecine, se terminent trop souvent
d'une manière funeste. La chlorose et tous les accidents
fâcheux qui forment son cortège , les mouvements irréguliers et désordonnés du cœur, la dépravation du goût, les
bizarreries du caractère, la répulsion invincible pour l'exercice et tous les amusements qui conviennent à la jeunesse,
l'ennui, les chagrins sans cause, etc., viennent assaillir un
grand nombre de nos jeunes filles et faire le désespoir des
médecins.

Malgré l'emploi rationnel des antispasmodiques, des toniques, des ferrugineux, d'un bon régime, des bains de
fauteuil, des fumigations excitantes et de tous les moyens qui
peuvent favoriser la fluxion sanguine sur l'utérus, il n'est
pas rare de voir leurs efforts échouer et ces malheureuses
malades succomber à un vice organique du cœur ou à
l'hydrocéphale aigu et surtout à l'hydropisie générale. Ces
terminaisons auxquelles nous ajouterons les névroses con-
vulsives ne s'observent guère que chez les chlorotiques.
Elles n'atteignent pas celles chez lesquelles l'établissement
de la menstruation est arrêté ou est contrarié par un état
de spasme ou d'irritation de l'utérus. Chez ces dernières,
l'exercice, la danse, les bains tièdes, les fumigations émollientes, les saignées générales et de préférence les saignées

locales répétées de mois en mois, suffisent pour lever l'obstacle et prévenir tout accident grave.

Autant l'entrée de l'utérus dans la vie animale est difficile et accompagnée de dangers, autant sa sortie est facile et insignifiante. A part la faiblesse et l'œdème des extrémités inférieures qui sont la suite naturelle de pertes trop considérables, ou les maux de tête, les étourdissements que provoque une suppression trop prolongée, je crois être dans le vrai en affirmant que l'*époque critique* ne mérite pas son nom et qu'elle se passe habituellement d'une manière très bénigne. J'ai observé peu de cas mortels, et si j'en retranchais ceux qui le sont devenus parce qu'un engorgement chronique ou une dégénérescence carcinomateuse de l'organe qui existaient depuis longtemps à l'état latent ont passé subitement à cette époque à l'état aigu, je ne pourrais peut-être pas citer une seule observation où l'on dût attribuer la mort à la ménaupose seule, exempte de toute complication.

Comment donc expliquer cette différence de mortalité entre le commencement et la fin de la vie utérine? C'est un problème dont je n'ai pu trouver une explication vraisemblable. En effet, toutes les chances favorables à la longévité ne se trouvent-elles pas réunies chez la jeune fille? A cet âge, les organes sont sains, toutes les fonctions s'exécutent avec énergie; les forces sont en progrès ; les dispositions morbides héréditaires les plus fâcheuses ne se sont pas encore révélées; les soucis, les peines, les affections

morales n'ont pas encore gâté cette existence naissante;
les maladies organiques n'ont pas eu le temps de se développer; en un mot, il y a exhubérance de vie, et cependant
c'est dans ces circonstances que la mort fait une ample
moisson.

Quel tableau opposé nous présente l'âge mûr, lorsque la
femme perd les attributs de son sexe pour devenir *homme*,
comme on l'a dit avec sagacité! Elle a déjà parcouru plus
des deux tiers de sa carrière, elle est parvenue à la période
de décroissance ; les organes se sont affaiblis, ne fonc-
tionnent plus aussi régulièrement et aussi énergiquement
que par le passé; les maladies, les grossesses, les accouchements laborieux, l'allaitement, les fatigues physiques
sont venus successivement détériorer sa constitution et diminuer la force de résistance vitale ; les affections morales,
plus débilitantes encore, pèsent de tout leur poids dans la
balance et néanmoins la mort la respecte !

D'où provient cette bizarrerie ? Peut-on l'expliquer par
le mode d'éducation adopté aujourd'hui pour les jeunes
personnes ? Dès l'âge de cinq ans elles savent lire, on leur
apprend à écrire, à jouer du piano, et on meuble leur mémoire de notions de grammaire, d'histoire et de géographie. Non-seulement on fatigue leur cerveau par un travail anticipé, mais encore on nuit au développement du
corps en les astreignant à un repos forcé, en les maintenant
dans une position gênée et cela pendant plusieurs heures
par jour. Les digestions se font mal ; l'accroissement s'o-

père d'une manière irrégulière ; la taille se dévie; la santé
s'altère, et heureux sont les parents qui, après avoir fait à
leurs enfants le sacrifice de leur satisfaction personnelle et
d'une partie de leur fortune, n'ont pas à redouter d'avoir
à faire un sacrifice plus grand encore, celui des êtres chéri-
ris sur lesquels ils avaient compté pour leur fermer les yeux.

Je connais tous les inconvénients de l'éducation actuelle,
et je partage l'opinion de Roussel qui blâme fortement l'é-
ducation trop scientifique qu'on donne aux femmes, et qui
voudrait les en détourner « pour les éloigner d'un excès
» qui rend souvent ridicule et qui nuit presque toujours à
» la santé. L'esprit des femmes, inculte mais pétillant,
» ajoute-t-il, brille d'autant plus qu'il n'est point étouffé
» par un savoir indigeste. Son caractère original le rend
» piquant; la liberté lui donne des grâces. Leurs idées n'ont
» rien de gêné, de contraint ; leurs expressions sont la
» véritable image de leur âme pleine de naturel et de vie.
» Leur conversation toujours vive et animée peut se passer
» de la science et a, par elle-même, un intérêt que toutes
» les ressources de l'érudition ne sauraient leur donner.
» D'ailleurs, une femme en sait toujours assez, parce
» qu'avec une mémoire facile et une tournure d'esprit
» légère et agréable, elle a l'art de multiplier les connais-
» sances que le commerce des hommes ou quelques lec-
» tures passagères peuvent lui procurer. » [1]

[1] Système physique et moral de la femme et de l'homme, page 63.

17

Bien convaincu de ces vérités, personne plus que moi ne fait des vœux sincères pour que l'éducation subisse une réforme salutaire. Mais, tout en reconnaissant sa puissante influence sur la santé des jeunes filles, je ne puis cependant la regarder comme la cause principale des dangers qui accompagnent le début de la menstruation dans notre pays, puisqu'ils ont lieu à la campagne comme à la ville et qu'on ne peut en accuser l'éducation qu'on donne à nos paysannes qui, certes, font assez d'exercice et jouissent d'assez de liberté.

Telles sont les remarques que j'ai faites. J'ignore si elles ont frappé d'autres médecins avant moi ou si elles sont particulières au pays. Aucun auteur, que je sache, n'a établi de parallèle entre la mortalité des deux époques menstruelles. D'après mon observation, la proportion serait au moins de quatre contre un. Toutefois, je dois avouer que ce calcul est fondé sur mes souvenirs plutôt que sur des chiffres. Dans les villes comme Paris, par exemple, où les registres de l'état civil mentionnent la cause de la mort, il serait facile et peut-être curieux de vérifier si cette observation est juste ou non, et s'il faut retirer à la *ménaupose* le nom d'*époque critique* que le temps a consacré.

### § 27. Affections de l'Utérus.

Une opinion universellement admise est que les maladies particulières aux personnes du sexe sont plus communes de nos jours qu'elles ne l'étaient autrefois. C'est une erreur. Il est vrai qu'il y a trente ou quarante ans on n'entendait parler que très rarement de maladies de l'utérus. Cela tenait à ce que les femmes qui en étaient attaquées se faisaient une loi sévère de taire les douleurs qu'elles ressentaient et de cacher leur état. Leurs parents, leurs amis les plus intimes n'étaient pas dans leur confidence ; ils les voyaient dépérir lentement sans en connaitre la cause. Les médecins eux-mêmes n'étaient pas plus heureux ; ils concevaient des soupçons, ils formaient des conjectures, mais ils n'obtenaient pas la permission de les éclaircir. On ne peut se figurer combien la position d'un jeune médecin était embarrassante à cette époque ! Non - seulement on se refusait à toute investigation, non-seulement on ne lui fournissait pas les renseignements dont il avait besoin pour établir son diagnostic, mais encore il ne pouvait se dissimuler que les questions les plus détournées et les plus faibles allusions offensaient la pudeur et excitaient le mécontentement des malades. Aussi, combien n'ai-je pas vu de malheureuses femmes emporter leur secret dans la tombe !

Heureusement il en est autrement aujourd'hui. Les femmes, mieux éclairées sur leur véritable intérêt, ne se laissent plus guider par une fausse honte et elles ne font plus des affections qui leur sont propres une classe à part. Elles n'en rougissent pas et, les considérant comme les autres maux qui affligent le corps humain, elles ont la sagesse de réclamer les secours de la médecine dès qu'elles en sentent les approches, et l'on sauve toutes celles qui sont susceptibles de guérison.

Un autre avantage de cette heureuse révolution qui s'est opérée dans nos mœurs, c'est le remplacement des sages-femmes par les médecins accoucheurs [1]. Jadis, ces derniers n'étaient appelés que dans les cas d'accouchements difficiles, lorsqu'il fallait parer à quelque accident sérieux, faire la version ou appliquer les fers. Maintenant, les sages-femmes sont reléguées dans les faubourgs et dans les campagnes. Il suit de là que la parturition est plus prompte et plus heureuse ; que les lésions de l'utérus et des parties externes de la génération sont moins fréquentes; que les soins donnés aux nouvelles accouchées sont plus rationnels et mieux entendus ; que les métrites et les péritonites consécutives deviennent de plus en plus rares, et qu'on a moins à traiter de ces inflammations des vaisseaux lymphatiques et veineux auxquelles *Puzos* et les médecins qui l'ont suivi ont improprement donné le nom de *dépots laiteux*, et que

---

[1] On aurait tort de penser, d'après ce que je dis là, que je méconnais le mérite des sages-femmes qui sortent tous les ans de l'école de Mâcon. Je rends justice à leur instruction et à leur prudence, et je reconnais qu'elles ont profité des excellentes leçons de leur habile professeur. Aussi, dans les cas ordinaires, n'a-t-on jamais eu le moindre reproche à leur adresser. Mais, dans les circonstances difficiles et pressantes, on ne peut entièrement compter sur la sûreté de leur jugement et sur la promptitude de leurs décisions. Elles perdent souvent en tâtonnements un temps précieux. D'ailleurs, elles ne peuvent entreprendre rien de majeur sans appeler un médecin à leur aide, et l'on sait quelle impression fâcheuse fait sur l'esprit des femmes en couche l'annonce inattendue que la délivrance présente des obstacles et que la présence d'un accoucheur est indispensable.

les Allemands ont appelées *phlegmasia alba dolens puerperarum.*

## § 28. Névropathies.

Je dirai peu de choses des maladies qui appartiennent à
la classe des névroses. Je pourrais citer des affections hystériques, cataleptiques, épileptiques, des chorées, etc., qui
se sont accompagnées de phénomènes bizarres, de circonstances extrêmement curieuses ; mais, comme le climat ne
leur a pas imprimé un cachet particulier, je juge inutile d'en
faire mention ici.

Je ferai cependant remarquer que la disposition bien
connue de toutes les maladies nerveuses à affecter une certaine périodicité est très prononcée dans notre pays. L'élément périodique paraît être inhérent à toutes nos affections
morbides. Ainsi, sans parler des fièvres intermittentes et
rémittentes qui sont très communes, les fièvres continues,
inflammatoire, bilieuse, catarrhale, muqueuse, typhoïde ,
etc., présentent généralement toutes des alternatives régulières de mieux et de mal qui frappent tous les médecins
exerçant dans l'Autunois. Cette vérité est même devenue tellement populaire, qu'il n'est pas un seul malade qui
n'appelle notre attention sur son bon et sur son mauvais
jour.

J'ai été à même de vérifier bien des fois, surtout dans
l'éclampsie, causée soit par le travail de la dentition, soit
par la présence des vers dans les premières voies, la jus-

tesse de la remarque de M. le professeur *Trousseau* sur le plus ou le moins de gravité que présentent les maladies des enfants suivant qu'ils pleurent ou qu'ils ne pleurent pas. J'ai reconnu comme lui que ceux qui poussaient des cris sans verser de larmes périssaient presque tous, tandis que je sauvais ceux qui pleuraient abondamment.

### § 29. Rhumatismes et Névralgies rhumatismales.

Les Autunois sont très sujets aux affections rhumatismales soit aiguës, soit chroniques. Il ne se passe pas d'années sans que nous ayons à traiter un assez grand nombre de rhumatismes articulaires généraux ou partiels. Les rhumatismes musculaires sont encore plus communs. Les premiers sont en général rebelles et ils s'accompagnent ordinairement de souffrances intolérables. Dans le plus grand nombre de cas, la douleur, la rougeur et la tuméfaction envahissent successivement toutes les articulations ; quelquefois elles les occupent toutes en même temps et j'ai vu plusieurs malades chez lesquels la mâchoire inférieure seule avait conservé la faculté de se mouvoir.

Toutes les méthodes de traitement vantées par les auteurs, les saignées générales et locales souvent répétées, les évacuants, les sudorifiques, les bains de vapeur, les vésicatoires volants, le sulfate de quinine et le nitrate de potasse donnés à haute dose, etc., sont employées journellement, et on n'a jamais obtenu d'aucune des succès constants. Quelquefois on a pu se flatter d'avoir abrégé la durée de la maladie, mais souvent elle ne se termine pas avant quarante ou soixante jours et la convalescence est encore plus longue. Il existe d'ailleurs une grande disposition aux récidives, et tel malade qui se croyait hors d'affaire voit les douleurs reparaître et envahir de nouvelles articulations cinq à six fois avant la guérison définitive. Ces recrudescences à de courts intervalles ont souvent lieu dans les saisons froides et humides. Je n'ai pas vu jusqu'à présent le collodion appliqué à la cure du rhumatisme aigu.

Il paraîtra sans doute surprenant, d'après ce que je viens de dire de la violence et de la ténacité qu'affecte le rhumatisme articulaire dans notre contrée, qu'une maladie si grave ait, en général, une terminaison heureuse. Cela tient probablement à ce qu'il s'accompagne rarement *d'endocardite*, complication qui est si commune à Paris; je ne l'ai observée que trois fois. Deux des malades ont succombé. Je suis le troisième et je dois la vie à deux saignées faites à propos par mon confrère et ami le docteur *Lagoutte*. Il est bien entendu que lorsque je ne cite que trois cas *d'endocardite*, il n'est question que de ma pratique personnelle et de ce qui est à ma connaissance. Il est très probable que mes confrères en ont observé d'autres. Néanmoins, je crois être en droit de conclure que l'extension de l'affection rhumatismale au cœur ne se présente que dans un petit nombre de circonstances malheureuses et que c'est là le motif de la bénignité habituelle de la maladie.

Elle se déclare en toute saison, mais plus souvent au printemps et surtout en automne, saison qui nous amène avec des journées encore brûlantes des nuits longues et très fraîches. Les convalescents doivent se garantir avec soin du froid et de l'humidité.

Quelques auteurs ont avancé que le rhumatisme articulaire aigu était sujet à retour après une période de sept ans. Cette circonstance qui peut être vraie dans certains pays ne s'est offerte qu'une seule fois à mon observation. Sydenham [1] dit que le rhumatisme n'attaque ordinairement une personne qu'une ou deux fois dans sa vie; ce cas est le plus commun ; cependant je pourrais citer plusieurs exceptions à cette règle générale, exceptions puisées soit dans ma pratique, soit dans les traités de médecine. Ainsi, Barthez [2] cite l'exemple d'une fille qui avait des attaques violentes de rhumatisme qui revenaient exactement à tous les solstices d'été et d'hiver et qui n'en souffrait jamais hors de ces époques.

J'ai dit que les rhumatismes musculaires étaient très communs. En compensation, ils sont plus incommodes que graves; et lorsqu'ils résistent à des saignées locales et à des frictions narcotiques, nous avons la certitude de les voir céder à l'emploi des bains et douches d'eaux thermales de Bourbon-Lancy. Ces bains sont également d'une précieuse ressource lorsqu'à la suite d'arthrites, les malades restent

---

[1] Médecine pratique, trad. de Jault, page 266.
[2] Traité des maladies goutteuses, tome 1er, page 308.

languissants et ne reprennent qu'avec lenteur leurs forces
et la liberté des mouvements.

Il en est de même des névralgies rhumatismales et notamment de la sciatique. Celles qui résistent aux traitements
ordinaires pendant des mois entiers disparaissent en peu de
temps dans les bains d'étuves de Bourbon. La cautérisation
de la face dorsale du pied ou de l'*hélix* n'a pas encore été
pratiquée à Autun. Je l'ai conseillée à plusieurs malades qui
ont refusé de s'y soumettre.

Cette dernière méthode, qui est populaire en Irlande et en
Corse, était déjà employée en Espagne avant l'expulsion des
Maures. Nous lisons dans Barthez [1] « que *Vallesius* dit que
» quelques empiriques ont fait du bien à des malades atta-
» qués de sciatique en leur appliquant le cautère actuel sur
» la partie antérieure de l'oreille externe, où est une émi-
» nence formée par une sorte de repli du cartilage. Il dit
» aussi avoir appris la même chose des Maures qui avaient
» été chassés de Grenade par Philippe II. *Mercatus* a
» attesté des faits semblables. *Vallesius* est persuadé que
» la raison de ce soulagement est que la sciatique est pro-
» duite chez plusieurs personnes par la fluxion d'une hu-
» meur qui descend de la tête et que la brûlure intercepte. »

Barthez nous apprend aussi [2] qu'*Anthyllus*, cité par Aëtius,
assure avoir guéri des sciatiques qui avaient résisté à tous

---

[1] Ouvrage déjà cité, vol. 2, page 92.
[2] Même ouvrage, même vol., pages 102 et 103.

les remèdes, en brûlant profondément la partie inférieure du gros orteil du côté malade, et que M. *Petrini* a obtenu le même succès en cautérisant avec le fer rouge les os du métatarse, immédiatement au-dessus des deux premiers orteils de l'extrémité affectée.

Le célèbre chimiste Barruel m'a parlé avec grand éloge de l'administration des lavements de solution de chlorure de sodium (sel marin) dans le lumbago. J'y ai eu souvent recours sans avantage notable.

Je ne dirai rien des névralgies faciales qu'on combat avec succès au moyen de l'acétate et de l'hydro-chlorate de morphine appliqués suivant la méthode endermique ; mais rien ne prévient leur retour qui est soumis aux influences atmosphériques.

Je n'ai connaissance, depuis 1806, que d'un seul fait de véritable *tic douloureux*. Il concerne un homme vigoureux, d'une excellente constitution et dans toute la force de l'âge. En proie à des douleurs atroces, il a consulté les médecins les plus renommés de Paris et de Lyon ; il a tenté tous les moyens ; il a subi les traitements les plus divers ; il s'est soumis même à la section du nerf facial, sans en éprouver le moindre soulagement. Enfin, un mois, ou deux avant sa mort, le trismus s'est déclaré, la déglutition est devenue presque impossible et il a péri tout autant d'inanition que des douleurs causées par une maladie qui n'a pas duré moins de trois à quatre ans.

## § 30. Goutte.

Quoique Autun ait fourni en tout temps un assez grand nombre de goutteux, et qu'aujourd'hui même ils n'y soient pas rares, il n'en est pas moins vrai qu'on en trouve moins maintenant qu'autrefois et qu'en général ils sont moins dangereusement atteints. Il y a vingt ou trente ans qu'il existait en même temps dans notre ville six vieillards que la goutte avait entièrement estropiés et rendus tellement infirmes qu'ils ne pouvaient quitter leur lit ou leur fauteuil ; à l'époque où j'écris, je ne connais qu'une seule personne aussi cruellement maltraitée. Nous devons, sans nul doute, cet heureux changement à ce que nous sommes beaucoup plus sobres que ne l'étaient nos pères.

L'influence d'un mauvais régime sur la production de la goutte est admise par tous les médecins. Barthez dit que l'état habituel de fatigue et de surcharge des organes digestifs, surtout chez les personnes sédentaires ou livrées aux passions tristes, dispose à la cachexie goutteuse [1]. Dès-lors. nos parents, chez lesquels les excès de table étaient en quelque sorte journaliers, devaient être plus sujets à la goutte que nous qui menons une vie plus réglée.

La goutte est, en général, une maladie héréditaire. Néanmoins, nous l'observons souvent chez des individus qui ne comptent pas de goutteux parmi leurs ascendants paternels

---

[1] Barthez, Traité des maladies goutteuses, tome 2, page 152.

et maternels Dans ces cas, on peut presque toujours en trouver la cause dans des habitudes efféminées et dans le défaut d'exercice joints à une nourriture succulente et abondante. Les personnes qui sont placées dans ces conditions ne sont pas atteintes de la goutte avant l'âge de quarante-cinq à cinquante ans. Quand elle frappe de jeunes sujets, elle est toujours héréditaire.

Il est un préjugé universellement admis : c'est que la goutte héréditaire ne passe pas directement du père au fils, mais qu'elle saute une génération et ne sévit que sur le petit-fils. Cette maxime reçoit tous les jours des démentis irrécusables.

Quelques auteurs regardent le manque complet ou l'excès habituel d'exercice, indépendamment de tout autre motif, comme une cause fréquente de goutte. Ils prétendent que des hommes peuvent devenir goutteux uniquement par la cessation totale d'un grand exercice auquel ils étaient accoutumés, ou bien parce qu'ils se sont livrés, dans un âge avancé, à des fatigues au-dessus de leurs forces. Je ne possède aucune observation particulière qui puisse me faire admettre ou rejetter cette opinion.

Quoique la goutte débute presque toujours par la douleur, la rougeur et la tuméfaction du gros orteil et qu'elle n'attaque d'autres articulations plus importantes que lorsqu'elle a déjà plusieurs années d'existence, il ne faut pas la regarder comme une affection locale, mais bien, ainsi que le dit Boerhaave, comme une maladie qui attaque toute la constitution. On doit donc, pour la traiter convenablement, d'après les principes de la science, suivre une méthode analytique comme pour toutes les autres maladies générales.

Une erreur accréditée à Autun et qui excerce une grande influence sur le traitement de la goutte, est qu'il doit exister un spécifique pour cette maladie comme on en a découvert un pour la gale, la syphilis, les fièvres intermittentes.

Le fait est qu'on ne connaît point de remède absolument spécifique pour la goutte, quoiqu'on ne puisse nier que, dans certains cas, ces remèdes ne trouvent leur application suivant les indications qu'il est nécessaire de remplir. Ils peuvent, par conséquent, concourir avec d'autres moyens soit thérapeutiques, soit hygiéniques, à la cure de la goutte. Aussi, l'opinion de Barthez est-elle, qu'en adoptant une méthode analytique et en attaquant tous les éléments divers qui entrent dans la composition de la maladie, suivant le degré de leur influence, on peut obtenir une cure *radicale* de la goutte aussi parfaite que peut l'être celle des autres maladies chroniques. [1]

Les avantages des méthodes naturelle et analytique sur les méthodes empirique et spécifique qui ont été conseillées dans le traitement de la goutte sont incontestables. En général, les traités de médecine pratique stipulent un traitement fixe et invariable pour chaque genre de maladie.

[1] Même ouvrage, tome 1er, page 215.

Ce mode est plus avantageux pour l'enseignement, mais il
entraîne de graves erreurs dans la pratique. On ne rencontre presque jamais de maladies simples; « les compli-
» cations sont extrêmement nombreuses et le traitement
»· de chacune en particulier doit être déterminé suivant une
» méthode analytique composée, où l'on combine les diffé-
» rentes médications qui sont propres à chacune des ma-
» ladies qui se compliquent. » ¹

Il en est absolument de même pour les maladies goutteuses.
Tous les traitements empiriques n'obtiennent que quelques
années de faveur et se remplacent rapidement. J'ai vu les
malades accorder leur confiance successivement au remède
de Pradier, au sirop de Boubée, aux pilules de Lartigues.
aux eaux de Vichy, etc., puis en reconnaître l'inutilité et
s'en tenir à la fin, quand ils sont sages, au seul traitement
prophylactique véritablement efficace, un régime doux et
sévère. En effet, tous les médecins s'accordent à dire que
la méthode la plus sûre pour prévenir ou modérer les attaques de goutte est de faciliter les digestions en fortifiant
peu à peu l'estomac et en régularisant les excrétions.

Les eaux de Vichy ont eu pendant plusieurs années, sous
le patronage de M. le docteur Petit, une très grande vogue.
Il est généralement reconnu, aujourd'hui, qu'elles n'ont
jamais détruit la diathèse goutteuse. Elles n'ont été utiles

¹ Même ouvrage, tome 1ᵉʳ, préface, page 78.

qu'en réveillant l'énergie d'estomacs affaiblis par des écarts
de régime, surtout quand à ces excès s'ajoutait une vie
molle et sédentaire.

Un de mes amis, goutteux très prononcé, prend, depuis
deux à trois ans, la teinture de colchique à haute dose.
Il affirme que ce moyen fait invariablement avorter les
crises, et, en effet, depuis quelque temps, il est moins
fréquemment et moins sérieusement indisposé. Que conclure
de ce cas qui vient à l'appui de la brillante réputation que
plusieurs médecins ont fait au colchique comme anti-gout-
teux ? Rien de positif. J'ai déjà vu ce même malade être très
satisfait de l'emploi du sirop de *Boubée* qu'il a abandonné
depuis. Je dirai donc que ces remèdes administrés isolément
et dans toutes les circonstances, dans toutes les phases de
la maladie, comme on le fait, ne peuvent avoir de résultats
heureux et constants. Je répèterai avec Barthez « que ces
» spécifiques, dont la composition est connue ou inconnue,
» tombent un peu plus tôt ou plus tard dans l'oubli, quelque
» vantés qu'ils aient été dans le principe par la crédulité
» ou par l'intérêt. »

L'opinion dominante à Autun réprouve les saignées générales et même locales chez les goutteux. L'observation nous
démontre chaque jour combien ce préjugé est absurde. Il
est certain que l'application des sangsues sur les articulations malades, surtout si l'inflammation est vive, est d'une
grande utilité, pourvu qu'elles soient mises en nombre
suffisant.

Quelques personnes qui n'ont encore que de bien faibles et de bien rares attaques de goutte, dès qu'elles éprouvent les premiers symptômes de la maladie, couvrent le pied malade de compresses trempées dans l'eau glacée ; on enveloppe le tout avec un morceau de taffetas gommé. Il se fait bientôt une réaction puissante ; une sueur abondante se déclare et la douleur disparaît. Cette méthode, dont je reconnais l'efficacité dans certaines conditions et que je range dans la classe des méthodes rationnelles, passe pour une acquisition nouvelle dans l'esprit de beaucoup de gens. Si l'on consulte les ouvrages de Musgrave, de Grant et de Barthez sur l'emploi des aspersions d'eau froide et des pédiluves froids dans le traitement de la goutte, on verra qu'elle remonte à la plus haute antiquité, mais on se convaincra en même temps que ce moyen a été plutôt employé comme préservatif que comme curatif.

Les dépôts qui se forment dans les articulations des goutteux, qui les soudent et les déforment, causent quelquefois des ulcérations par lesquelles les matières calcaires s'échappent en abondance avec le pus. Dans deux cas à ma connaissance, ces ulcérations devenues gangréneuses ont été suivies de la mort des malades.

Je terminerai cet article par une observation de *Musgrave,* qui me paraît très curieuse et qui, si elle est justifiée par l'évènement, doit intéresser notre arrondissement à une époque plus ou moins rapprochée.

Cet auteur, cité par Barthez, dit que « cent ans avant le

» temps où il écrivait [1], on ne se servait que peu ou point
» de la chaux pour la culture des champs dans le Devonshire
» et qu'alors la goutte était très rare dans ce pays; mais qu'à
» mesure que cet usage de la chaux y était devenu com-
» mun, la goutte s'y était multipliée dans la même pro-
» portion. »

*Benedictus* de Vérone dit aussi que : « Dans l'île de Crète
» (Candie), où l'on emploie dans la préparation des vins
» du gypse et de la chaux, les étrangers les plus forte-
» ment constitués ne peuvent boire de ces vins pendant
» quelques années sans être pris d'une goutte aux articula-
» tions qui leur tord les mains et les pieds avec des
» *nodus*. »

L'opinion de ces médecins n'est pas douteuse. Ils sont
convaincus que par suite du chaulage, les aliments végétaux et les boissons contenant une surabondance de principes calcaires, font prédominer ces mêmes éléments dans
nos humeurs et nous disposent par là aux dépôts tophacés
dans les articulations. S'il en est ainsi, nous devrions attribuer la fréquence des affections goutteuses chez les Autunois à la présence, dans nos eaux de puits, d'une assez
grande quantité de carbonate, de sulfate et de muriate de
chaux. Sans rien préjuger du mérite de cette hypothèse,
j'ai dû la signaler aux médecins qui nous succèderont et

---

[1] Ouvrage cité, vol. 1er, page 42.

qui pourront d'autant plus facilement vérifier jusqu'à quel
point elle est fondée, que la méthode du chaulage en grand
est maintenant généralement adoptée dans l'arrondissement d'Autun.

## § 31. Syphilis.

Je n'ai jamais pu concevoir que le gouvernement, qui fait
preuve de tant de sollicitude pour la conservation des ci-
toyens lorsqu'une maladie contagieuse ou épidémique se
déclare en France, se montre, au contraire, si indifférent
et si peu soucieux de la vie des hommes quand il s'agit de
la maladie la plus horrible des temps modernes; d'une
véritable peste qui ne sommeille jamais, qui s'empare de
l'enfant avant sa naissance et qui frappe l'épouse et la nour-
rice innocentes comme le mari coupable. Je suis surtout
surpris de ce que l'Etat, qui ne peut ignorer que ce fléau
fait un grand nombre de victimes dans les rangs de ces
intrépides soldats qui sont l'honneur et l'espoir de la France, ne fasse pas toutes les dépenses nécessaires pour les
soustraire à la contagion et leur assurer une bonne santé
en compensation du sacrifice qu'ils lui font de leur vie.

Les administrations municipales qui ne reçoivent pas une
salutaire impulsion de la part de l'autorité supérieure, s'occupent en général peu des moyens de s'opposer à la propagation de la maladie vénérienne; elles croient avoir suffisamment fait, lorsque, par des mesures de police, elles ont
prévenu ou réprimé quelques attentats à la morale publique.

Je suis heureux de pouvoir dire à la louange des autorités
de la ville d'Autun, qu'envisageant cette question, non-seulement sous le point de vue des bonnes mœurs, mais encore
sous celui de la salubrité publique, elles ne se sont pas
arrêtées à des moyens si bornés et si peu efficaces. Effrayées
de la rapidité avec laquelle, depuis quelques années, les
affections syphilitiques se propageaient du chef-lieu aux
communes environnantes et aux grands centres manufactu-
riers de l'arrondissement, elles avaient désigné un médecin
qui était chargé de visiter régulièrement et de traiter les
filles publiques ; ordonné leur inscription sur les registres
de la police et défendu, sous des peines sévères, leur sta-
tionnement dans les rues et sur les places publiques.

Certes, ces mesures étaient sages et on ne peut nier
qu'elles aient eu des résultats heureux ; mais elles étaient
insuffisantes. Pour en assurer le succès, il fallait y ajouter
la séquestration complète pendant tout le temps du traitement. Cette précaution est indispensable; j'en ai démontré
l'absolue nécessité dans un mémoire que j'ai lu au Conseil
d'hygiène le 16 octobre 1849. M. Rey, maire actuel de la
ville d'Autun, frappé des puissants motifs sur lesquels
j'ai basé mon opinion, voulant faire cesser un état de
choses intolérable et donner satisfaction aux justes plain-
tes des pères de famille, a sollicité et obtenu du conseil
municipal des fonds suffisants pour tenter un premier essai.
Il fait disposer à la maison d'arrêt un local tout-à-fait indé-
perdant où seront renfermées les prostituées malades, sans

aucune communication avec le dehors et dont elles ne sortiront que lorsque leur guérison sera parfaitement constatée.

Je suis convaincu que l'épreuve sera favorable. Le conseil municipal, encouragé par la diminution de la fréquence et de la gravité du mal et par l'amélioration de la santé publique qui en sera la suite, n'hésitera pas à mettre plus tard à la disposition du maire une somme plus forte. Il pourra faire alors l'acquisition d'une maison particulière destinée à cet usage et qui offrira toutes les conditions de sûreté et de salubrité nécessaires.

Le libertinage, cependant, je dois l'avouer, n'est pas l'unique cause de la propagation de la maladie vénérienne dans l'Autunois. Il en est une autre que je vais signaler, sur laquelle j'appelle l'attention de l'autorité.

Les administrateurs des hospices de Paris envoient dans l'arrondissement d'Autun un grand nombre de leurs enfants abandonnés. Ils sont remis aux nourrices aussitôt après leur naissance et avant qu'on ait pu s'assurer s'ils n'apportaient, en venant au monde, aucun germe d'infection. Qu'en résulte-t-il? que souvent, un mois ou deux après leur retour dans leur domicile, les nourrices s'aperçoivent que leurs nourrissons sont couverts de pustules de mauvaise nature ; mais il est trop tard. Elles sont déjà victimes de la contagion, et on remarque que chez elles la syphilis est toujours grave, parce qu'elles ne soupçonnent son existence que lorsqu'elle a déjà fait de grands progrès.

Il serait donc à désirer que l'administration des hospices de Paris, au lieu de laisser aux nourrices la faculté, quand elles le jugent à propos, d'appeler les médecins qui sont chargés de ce service, exigeât que ceux-ci fissent tous les mois la visite générale des enfants confiés à leurs soins, pour s'assurer de l'état de leur santé. De cette manière, du moins, on découvrirait le mal à sa naissance et on l'attaquerait dans sa racine. L'administration serait nécessairement forcée d'accorder aux médecins des honoraires plus considérables ; mais ce ne peut être une objection admissible quand il s'agit de la vie d'un grand nombre de mères de famille, surtout si l'on calcule que ces femmes allaitent simultanément les enfants de Paris et les leurs, et que c'est par le mamelon qu'elles contractent la maladie; d'où il suit que les uns et les autres sont également infectés.

### § 32. Chirurgie.

La commune d'Autun, ne possédant aucun établissement industriel, n'offre qu'un champ très restreint aux maladies chirurgicales proprement dites. Aussi, y voyons-nous rarement ces brûlures profondes, ces fractures compliquées, ces mutilations effrayantes qu'on observe si fréquemment au Creusot, à Epinac et à Blanzy. Quelques fractures, des luxations, des entorses, des blessures plus ou moins pénétrantes, parfois des plaies d'armes à feu nécessitant des amputations, forment la série des accidents qui réclament ordinairement la présence du chirurgien.

Les maladies médico-chirurgicales, c'est-à-dire celles qui ayant commencé par une altération des solides ou des liquides exigent dans le principe un traitement interne, se terminent de manière à rendre une opération inévitable, ne sont ni plus rares ni plus communes que partout ailleurs. Dans cette classe se rangent les affections cancéreuses; les engorgements glandulaires ; la carie des os chez les scrofuleux ; les abcès soit primitifs, soit par congestion ; certaines maladies des reins et de la vessie ; les plaies fistuleuses; quelques maladies des yeux, de la bouche, de l'oreille; les épanchements séreux ou purulents dans les diverses cavités, etc. Tous les ans nous en observons un plus ou moins grand nombre, mais il est rare qu'elles présentent quelques circonstances extraordinaires et assez remarquables pour mériter une mention particulière. Aussi, me contenterai-je de consigner ici un simple apperçu ou, pour mieux dire, la nomenclature des opérations les plus importantes qui ont été pratiquées à Autun pendant les dernières années.

Lors de mon arrivée, en 1806, les chirurgiens d'Autun faisaient peu d'opérations majeures. Les malades avaient l'habitude, dans tous les cas importants, de se rendre à Lyon pour se mettre entre les mains des chirurgiens de l'Hôtel-Dieu. Aujourd'hui il n'en est plus de même ; grâce à l'habileté de nos opérateurs et à la confiance générale qu'ils ont su inspirer, ils pratiquent et avec succès toutes les opérations qui sont du ressort de la haute chirurgie.

Une justice que je dois leur rendre, et en cela ils ont devancé l'âge, c'est qu'ils ont le mérite inappréciable de
compter sur les ressources de la nature, par conséquent
d'être prudents et très sobres d'amputations. Dans plusieurs
cas fort graves de plaies d'armes à feu ou d'écrasement intéressant les os du carpe ou du tarse avec déchirement des
membranes articulaires, cas dans lesquels il semblait indispensable de sacrifier le membre, nous les avons vus par
un traitement méthodique, les affusions froides d'une part,
les saignées et l'administration des opiacés de l'autre, prévenir l'inflammation, les accidents nerveux et préserver les
malades d'une mutilation que quelques-uns jugeaient pire
que la mort. Je pourrais en citer plusieurs exemples parfaitement connus à Autun, qui témoignent de leur habileté.

J'ai dit qu'en cela ils avaient devancé l'âge, parce qu'il
est positif qu'à mesure que médecins et chirurgiens vieil-
lissent, l'expérience leur apprend à devenir, les premiers
plus circonspects dans la prescription des remèdes, les se-
conds plus avares d'opérations. Je transcrirai à cet égard
quelques réflexions qui m'ont paru d'une grande vérité et
qui serviront d'utile instruction aux jeunes chirurgiens.

« Nous avons toujours été frappés, en suivant les leçons
» cliniques de nos maîtres, des modifications que l'âge
» apporte dans leur pratique et dans leurs opinions. Tel
» d'entre eux qui, jadis passionné pour la chirurgie *mili-*
» *tante,* avait sans cesse recours au fer et au feu et dont les
» salles offraient quelque ressemblance avec un champ de

» bataille, voit en vieillissant s'affaiblir peu à peu sa con-
» fiance dans ces moyens extrêmes, et finit par se reposer
» sur la nature du soin d'obtenir des guérisons qu'autre-
» fois il s'empressait de demander à la médecine opératoire.
» Il n'est pas un médecin qui, revoyant après quelques
» années d'absence les bancs sur lesquels il s'était assis,
» n'ait fait la même remarque, et nous pourrions même
» ajouter que le refroidissement du professeur pour les
» grandes opérations est d'autant plus prononcé qu'il avait
» eu dans sa jeunesse une confiance plus illimitée dans les
» arsenaux de la chirurgie.

» Les jeunes gens dont l'impatience ne saurait approuver
» cette sage réserve, trouvent que l'âge a fait baisser les
» facultés de leur maître et l'abandonnent pour aller sur
» un autre théâtre où les solutions sont plus rapides et plus
» sûres. C'est ainsi que les leçons de l'expérience sont
» négligées et que se propagent des principes dont l'exagé-
» ration n'est démontrée que par le temps et de cruelles
» déceptions. » [1]

Il est malheureusement des circonstances que je juge inutile d'énumérer, dans lesquelles ces principes ne peuvent
trouver leur application et où un trop long retard entraîne-
rait des suites funestes. C'est ainsi qu'il y a deux ans, après
une consultation à laquelle assistait M. le docteur Michon,

---

[1] Journal de médecine et de chirurgie pratiques, tome 23, cahier de mars 1852.

de Paris, ce célèbre chirurgien a dû faire de suite l'amputation du poignet à une jeune personne qui avait fait une chute de voiture dix jours auparavant. Cette opération a eu un plein succès et elle a sauvé la malade d'une mort certaine.

Toutes les personnes atteintes de maladies chirurgicales sont admises à l'hôpital et elles y restent jusqu'à guérison ou jusqu'à ce qu'il soit bien démontré qu'elle est tout-à-fait impossible. Alors, l'administration fait les démarches nécessaires pour que ces malades soient reçus dans un hospice d'incurables.

Il se fait dans l'hôpital, toutes choses égales, plus d'opérations que dans la pratique ordinaire, parce que les habitants de la campagne ne s'y rendent qu'à la dernière extrémité, après avoir fait l'essai de tous les traitements plus ou moins absurdes que leur ont indiqués les bonnes femmes du pays. Alors, il est presque toujours trop tard pour qu'on puisse les guérir par l'emploi des remèdes internes et ils sont forcés de subir des opérations plus ou moins graves. Heureusement, l'hôpital se trouve dans d'excellentes conditions de salubrité ; on n'y observe jamais ces gangrènes spontanées nommées *pourriture d'hôpital*, qui viennent subitement détruire les espérances de guérison les mieux fondées.

Les cas qui se présentent le plus ordinairement à l'observation de M. le docteur Grillot sont les luxations, les fractures, les brûlures au second degré, les hernies étranglées,

les ulcères phagédéniques et variqueux, les fongus héma-
todes, les affections cancéreuses du sein et du visage et
quelques nécroses par suite d'érysipèles phlegmoneux qui,
suivant la méthode populaire, ont été traités au début par
des applications astringentes très actives.

M. le docteur Rérolle m'a communiqué la liste des principales opérations qu'il a faites dans la circonscription d'Autun depuis une douzaine d'années. Comme ce travail comprend tout l'arrondissement, je ne puis en déduire rien de
positif pour ce qui concerne particulièrement la commune
d'Autun, et à défaut d'appréciations certaines, je me bornerai à noter les opérations les plus importantes consignées
dans ce tableau. M. Rérolle a fait dix-sept ablations partielles
ou totales du sein; vingt-trois extirpations de tumeurs en-
kystées, fibreuses et graisseuses; une opération de la taille:
deux de hernies étranglées; l'opération par injection d'un
kyste occupant le fond de l'orbite et chassant le globe de
l'œil en avant; une extirpation de l'œil; cinq opérations
d'hydrocèle et huit amputations.

Je n'ai aucun renseignement sur les opérations qui ont
été pratiquées par les autres médecins d'Autun. Elles rentrent
nécessairement dans les mêmes catégories et je n'ai pas
appris qu'elles aient offert d'incident qui mérite une mention particulière.

On ne pratique aucune opération longue ou douloureuse
sans avoir recours au chloroforme. Cette méthode n'a été
suivie, jusqu'à présent, d'aucun accident.

Je terminerai cet article par quelques réflexions sur la gangrène sèche que j'ai observée dans ma pratique sous deux formes distinctes, soit spontanée et sans cause bien appréciable chez les vieillards, soit occasionnée par l'ergotisme.

La première variété, qui a également reçu le nom de *gangrène sénile,* a toujours suivi, dans tous les cas qui sont venus à ma connaissance, une marche chronique; je ne l'ai jamais vue attaquer que les extrémités inférieures. Elle préludait, quelques mois à l'avance, par un engourdissement avec refroidissement des orteils et parfois de tout le pied, refroidissement qui faisait place, lorsque les malades étaient couchés, à une chaleur tellement insupportable qu'ils ne pouvaient souffrir de couvertures et ne couvraient les jambes que d'un simple drap. La peau du membre affecté offrait dans le principe une teinte pâle qui passait peu à peu à la lividité, puis finissait par devenir complètement noire. A mesure que ce changement s'opérait, on s'apercevait que les chairs se durcissaient et se racornissaient comme si elles avaient été séchées au soleil; quand on les frappait, elles résonnaient et on croyait toucher un parchemin rugueux. Je n'ai jamais vu la peau se couvrir de phlyctènes et les linges avec lesquels on enveloppait les parties malades ne présentaient pas de traces d'humidité. Il ressort de cette description qui est exacte, que si la gangrène était précédée d'un mouvement inflammatoire, il fallait qu'il fût très léger pour pouvoir passer ainsi inaperçu.

Dans certains cas, ces accidents ne se compliquaient d'aucune autre maladie. La santé générale semblait se maintenir; les fonctions s'exécutaient assez régulièrement; je ne remarquais qu'un affaiblissement gradué indiqué surtout par la mollesse et la petitesse du pouls et un amaigrissement s'acheminant lentement vers le marasme. Lorsque l'affection était ainsi localisée, elle ne faisait pas de progrès rapides; je l'ai vue durer plusieurs mois avant de devenir mortelle. On peut dire que le malade s'éteignait.

Dans d'autres cas, lorsque la caducité et l'épuisement des forces étaient extrêmes, ou bien lorsque l'altération de quelque viscère coïncidait avec l'existence de la gangrène et peut-être même avait concouru à sa production, alors la maladie marchait plus vite. La fièvre et un léger délire survenaient et amenaient un dénouement plus prompt.

Je n'ai pu guérir aucun de ces malades. Je n'ai même jamais vu chez eux, comme l'ont cependant observé plusieurs médecins, la nature faire quelque effort pour conserver la vie en entourant la partie gangrénée d'un cercle inflammatoire propre à isoler la partie saine et à la séparer de celle qui est déjà frappée de mort.

Les auteurs regardent généralement la dilatation avec amincissement des parois du cœur et l'affaiblissement de la circulation qu'entraînent les progrès de l'âge comme la cause la plus probable de la gangrène sénile. Dans plusieurs occasions, ces motifs m'ont paru faire défaut et j'en ai accusé l'ossification des extrémités artérielles qui doit nuire à la distribution du sang dans les parties qu'elles traversent ; mais n'ayant fait aucune ouverture de cadavres, je n'ai point de preuves à apporter en faveur de cette opinion.

Je ne citerai aucun fait de gangrène sèche causée par l'usage du seigle ergoté dans la commune d'Autun. En 1816, année qui fut très humide et dans laquelle on ne récolta, dans le Morvan, que des seigles fortement avariés, on en observa plusieurs cas à Saint-Léger-sous-Beuvray. Tous les malades furent amenés à l'hôpital d'Autun où je les visitai avec exactitude. Quelques-uns périrent ; d'autres guérirent, mais avec la perte de quelque membre. Nous voyons encore un de ces malheureux, à qui l'on a fait l'amputation des deux pieds, venir tous les jours de foire à Autun solliciter la charité publique.

### § 33. Maladies épizootiques. [1]

La partie rurale de la commune d'Autun, étant boisée en grande partie et habitée principalement par des manœuvres, elle ne renferme qu'un petit nombre de domaines ou fermes qu'on cultive avec des bœufs. D'après cela, on comprendra que les épizooties doivent être très rares chez nous. Un maréchal-vétérinaire qui a une longue expérience m'a affirmé que, depuis 1800, aucune maladie contagieuse ne s'est développée spontanément sur les chevaux et sur les

---

[1] Les documents sur lesquels ce paragraphe a été rédigé m'ont été fournis par M. André, médecin-vétérinaire.

bœufs, dans la commune d'Autun. Si, à différentes époques, une mortalité plus ou moins grande a sévi sur les animaux domestiques, elle a toujours reconnu pour cause une affection contagieuse qui n'avait point pris naissance dans le pays, mais qui avait été apportée d'une contrée plus ou moins voisine par des animaux y ayant séjourné et qui sont entrés dans la nôtre sous le coup de son incubation.

Les maladies charbonneuses et la péripneumonie du gros bétail, la morve et le farcin du cheval, l'éléphantiasis des bêtes bovines, la clavelée et le piétin des bêtes ovines, l'angine couenneuse des porcs, sont toutes des maladies presque inconnues dans notre pays.

On doit attribuer cette heureuse circonstance, d'abord à l'air pur et vif qu'on y respire, air qui n'est point altéré par les miasmes qui se dégagent des marais ou des étangs qu'on dessèche pour les mettre en culture, mais surtout à la bonne qualité des eaux. Les animaux ne s'abreuvent que dans l'Arroux ou dans les ruisseaux qui vont s'y jeter, et jamais dans des mares infectes recevant les égouts des fumiers ou servant de bassin aux oiseaux aquatiques des basses-cours.

Dans la partie montagneuse de la commune, les bestiaux qui sont entassés dans des écuries basses, étroites, mal aérées et dont la température est toujours très élevée, vont boire à des sources très froides. Il semblerait, dès-lors, qu'ils devraient être exposés à des refroidissements fréquents et sujets, par conséquent, aux inflammations de poitrine et aux gastro-entérites. Cependant il n'en est rien. Cela tient à deux causes :

La première est que les abreuvoirs étant toujours à proximité des habitations, les animaux ne restent pas longtemps dehors et que, rentrés à l'étable, ils s'y réchauffent promptement.

La seconde est, qu'étant nés dans le pays, provenant de petites races très robustes, habitués aux rigueurs des saisons, ils sont peu impressionnables et résistent parfaitement à des influences qui seraient mortelles pour des bêtes moins vigoureuses.

La chose est si vraie, qu'il est de notoriété publique que les animaux un peu perfectionnés, venant des pays de grande culture, qui sont importés dans la partie montagneuse de la commune d'Autun, ont une peine infinie à s'y acclimater et que souvent, malgré tous les efforts des propriétaires et une amélioration notable dans l'alimentation, on les voit dépérir rapidement.

Les maladies qui attaquent ordinairement les animaux domestiques dans la commune d'Autun, sont :

1° Pour les chevaux : les inflammations des premières voies de la respiration ; celles des viscères thoraciques et abdominaux ; la fluxion périodique des yeux ; les coliques ; la gourme simple et maligne ; les affections cutanées ; les maladies du pied ; la hernie ombilicale ; les tumeurs osseuses des jambes ; les molettes et la jaunisse.

2° Pour les bœufs : la gastro-entérite sporadique ; le feu

ou maladie fiévreuse ; l'induration du rumen ; l'ostéo-sarcome ; le spina-ventosa ; les maladies des yeux ; la diarrhée
chez les jeunes bêtes ; l'inflammation des gaînes synoviales
articulaires et tendineuses ; enfin, celle des mamelles.

3° Pour les moutons : la gale, la pourriture, le tournis,
l'inflammation chronique simultanée des plèvres et des
poumons.

4° Pour les porcs : la ladrerie, la rougeole, le charbon de
la langue.

5° Pour les chiens : La rage, le goître, l'ictère, les maladies cutanées, la maladie dite des chiens, l'épilepsie dite
vermineuse.

6° Pour les oiseaux de basse-cour : l'entérite simple et
l'entérite typhoïde.

Il n'entre pas dans mon plan de donner la description de
ces diverses maladies et d'indiquer les différents traitements
auxquels les médecins vétérinaires ont recours pour les
combattre. Il me suffira de faire connaître quelques parti-
cularités qui se rattachent à nos localités et qui, vraies pour
Autun, ne le sont peut-être pas ailleurs. Ainsi :

1° La gourme se propage par voie d'infection. Il suffit
que, dans une écurie occupée par plusieurs chevaux, un
seul ait la gourme pour que cette affection se développe
chez les autres, même sur ceux qui l'ont déjà eue. Il est à
noter que les chevaux bien soignés, bien nourris, qui passent
l'hiver à l'écurie, s'élèvent souvent sans contracter la
gourme.

2° Les bronchites sont les maladies auxquelles les chevaux sont surtout sujets. Elles sont généralement peu graves ; elles cèdent aux fumigations émollientes et aux remèdes adoucissants. Si les bronchites deviennent chroniques, elles sont alors très rebelles ; quelquefois on est forcé de les faire revenir à l'état aigu pour en changer la nature et en obtenir la guérison.

3° L'inflammation des reins et de la vessie ne se rencontre presque jamais. Elle est toujours le résultat d'accidents.

4° Nos chevaux sont presque tous atteints de tumeurs osseuses et de molettes. Ces tumeurs et ces dilatations des membranes tendineuses reconnaissent pour causes l'hérédité, un travail pénible qu'on exige des jeunes animaux qui ne sont pas encore formés et les coups qu'ils reçoivent sur les membres.

Il y a eu pendant fort longtemps à la station d'Autun un étalon qui avait des éparvins très prononcés. Il les a transmis à un grand nombre de ses produits. L'administration s'est défaite, depuis trois à quatre ans, de tous les étalons qui étaient atteints de vices héréditaires. Cette résolution est sage ; mais pour qu'elle ne soit pas inutile et que le succès soit complet, il faut empêcher que les juments qui ont des tares héréditaires soient présentées à la saillie.

5° J'ai dit que la morve et le farcin étaient presque inconnus à Autun. Ce n'est que de loin en loin qu'on en observe quelques cas dans les écuries des entrepreneurs en

19

grand de travaux publics ou à la poste aux chevaux. Je n'en parle ici que pour faire sentir, maintenant que la transmission de la morve à l'homme est bien démontrée, combien il est nécessaire que l'autorité aide puissamment le médecin-vétérinaire quand il juge devoir ordonner l'abattage des animaux malades.

6° *L'ostéo-sarcome* de la mâchoire inférieure est presque toujours, dans l'Autunois, causé par la manière dont les bœufs sont attachés dans l'étable. Malheureusement, on n'y fait nulle attention. Le lien qui les fixe à la mangeoire est ordinairement en fer et si court que, les animaux étant couchés, si on les force à se relever un peu brusquement ou s'ils se relèvent d'eux-mêmes, ils éprouvent une secousse qui leur fait frapper l'os maxillaire sur le bord de la crèche toujours peu élevée. De ces coups réitérés peuvent résulter des abcès et l'inflammation du périoste et du tissu osseux.

7° La péripneumonie épizootique des bêtes à cornes, qui fait tant de ravages dans d'autres localités, ne s'est présentée qu'une seule fois, depuis 1814, dans la commune d'Autun. Elle s'y est développée spontanément et elle reconnaissait pour cause le passage souvent répété de l'Arroux, lorsque les bœufs encore en sueur revenaient du travail. Cette maladie ne frappa que ces attelages tant que les bœufs furent isolés, mais le propriétaire ayant placé un d'eux malade dans l'écurie des vaches et des veaux, ceux-ci contractèrent cette affection. Elle se propagea donc par contagion et la mortalité fut assez considérable.

8° On s'occupe beaucoup depuis quelque temps d'une maladie propre aux oiseaux domestiques, qui les fait presque tous périr dans l'espace de quelques heures et parfois au bout de quelques minutes. Cette maladie, qui a dépeuplé nos basses-cours à plusieurs reprises, n'est pas encore parfaitement caractérisée et des différences d'opinion bien tranchées existent entre des professeurs de l'école d'Alfort qui s'en sont particulièrement occupés. Nos vétérinaires regardent cette affection comme un véritable typhus.

9° Je terminerai par quelques mots sur la fièvre aphtheuse épizootique qui s'est déclarée, ces années dernières, sur tous les animaux domestiques, sauf le chien et le chat. Cette maladie a offert trois degrés de gravité bien distincts.

Dans le premier, il y avait fièvre intense et éruption confluente d'aphthes dans la bouche, les cavités nasales, les yeux, les bronches et les intestins. Presque tous les animaux qui ont présenté cette réunion de symptômes ont succombé.

Dans le second, la fièvre était bénigne et l'éruption discrète. Cette variété a été beaucoup moins meurtrière.

Dans le troisième, les aphthes ne paraissaient qu'à la bouche et autour des onglons des *didactiles*. Tous ces derniers ont été sauvés.

Cette maladie avait évidemment le caractère contagieux, car les animaux sains ne pouvaient entrer dans une écurie ayant renfermé des animaux malades sans contracter infailliblement la maladie, quelque court qu'eût été le temps qu'ils y avaient passé.

Me voici arrivé au terme de mon travail. Le mobile qui me l'a fait entreprendre n'a été ni l'amour-propre ni une vaine confiance en moi. Je n'ai eu dans le principe que l'intention de me conformer au désir de M. le préfet Leroy. Plus tard, je l'avouerai, j'ai espéré, en publiant les résultats d'une longue pratique et le fruit de mes rapports avec des hommes plus expérimentés que moi, pouvoir à mon tour aplanir la route aux jeunes médecins qui me suivront. Puissent-ils trouver dans cet opuscule quelques conseils utiles, quelques observations qui leur épargnent des tâtonnements et des incertitudes ! Dans tous les cas, ils voudront bien, j'ose y compter, rendre justice aux intentions d'un bon confrère.

FIN.

# TABLE ANALYTIQUE DES MATIÈRES.

## U.

## V.

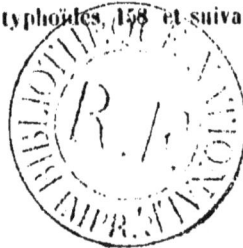

## Z.

FIN DE LA TABLE.

## Défauts constatés sur le document original

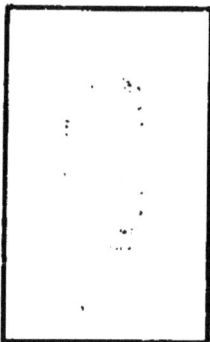

Contraste insuffisant ou différent, mauvaise qualité d'impression

Under-contrast or different, bad printing quality